· 西北大学"双一流"建设项目资助
（Sponsored by First-class Universities and Academic Programs of Northwest University）
· 教育部人文社会科学青年基金项目（项目号：23YJC630012）资助
（Sponsored by Humanities and Social Sciences Youth Foundation, Ministry of Education）
· 陕西省自然科学基础研究计划青年项目（项目号：2024JC-YBQN-0756）资助
（Sponsored by Natural Science Basic Research Program of Shaanxi Province）
· 国家自然科学基金（项目号：72025101，72371024）资助
（Sponsored by National Natural Science Foundation of China）

在线医疗社区
患者决策过程及影响因素研究

RESEARCH ON ONLINE DECISION-MAKING PROCESS
AND INFLUENCING FACTORS OF PATIENTS IN
ONLINE HEALTH COMMUNITIES

陈 琴◎著

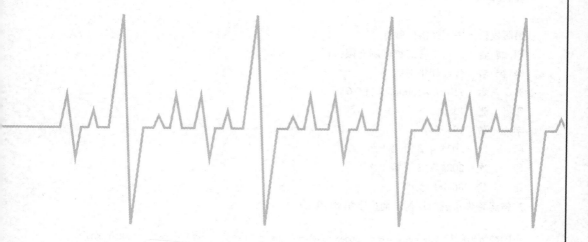

U0321054

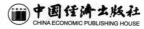

中国经济出版社
CHINA ECONOMIC PUBLISHING HOUSE
北 京

图书在版编目（CIP）数据

在线医疗社区患者决策过程及影响因素研究/ 陈琴
著 . --北京：中国经济出版社，2024. 8. --ISBN 978-
7-5136-7815-5

Ⅰ . R199. 2-39

中国国家版本馆 CIP 数据核字第 20240B6L48 号

责任编辑　张利影
责任印制　马小宾
封面设计　华子图文

出版发行　中国经济出版社
印　刷　者　北京艾普海德印刷有限公司
经　销　者　各地新华书店
开　　　本　710mm×1000mm　1/16
印　　　张　13. 5
字　　　数　195 千字
版　　　次　2024 年 8 月第 1 版
印　　　次　2024 年 8 月第 1 次
定　　　价　86. 00 元
广告经营许可证　京西工商广字第 8179 号

中国经济出版社 网址 http：//epc. sinopec. com/epc/ **社址** 北京市东城区安定门外大街 58 号 **邮编** 100011
本版图书如存在印装质量问题，请与本社销售中心联系调换（联系电话：010-57512564）

前　言

　　互联网医疗的蓬勃发展有效地缓解了中国长期以来医疗资源有限且分布不合理等问题。在线医疗社区是互联网医疗的产物，作为一种新兴的社交平台，它将医疗服务延伸到了互联网上，使医疗服务模式有了全新的发展，在降低医疗成本、提高医疗资源配置效率和增强医疗资源公平性等方面发挥着重要作用。然而，由于医疗服务和在线虚拟环境的特殊性，在线医疗社区存在用户转化率和服务利用率较低的发展现状。尽管学术界已经在这一新兴领域进行了一些有意义的探究，但仍不充分。

　　本书以在线医疗社区患者决策过程为研究对象，分析信息搜索阶段、选项评估阶段、购买（咨询）决策阶段和购后（咨询）反馈阶段的患者在线行为及其影响因素、在线医疗社区转化率及其影响因素，从而为在线医疗社区管理者和服务提供者提高用户转化率及服务利用率提供有效策略。本书主要以当前在线医疗社区和医疗保健领域相关研究为基础，在双重加工理论、信息采纳模型、期望-失验理论、服务质量理论等的驱动下，通过实证分析研究在线医疗社区患者决策过程及其影响因素，具体分为四个部分。

　　（1）研究在线医疗社区患者信息采纳行为及其影响因素。基于信息采纳模型，本书分析在线医疗社区中健康信息特征、信息提供者特征和用户特征，以及它们之间的交互作用对信息搜索阶段患者健康信息采纳行为的影响。通过收集某在线医疗社区中用户信息采纳行为数据，采用文本挖掘和情感分析方法测量变量，并运用逻辑回归模型检验研究假设。研究结果发现，医生提

1

供健康信息的态度确定性对患者采纳意愿有正向影响，医生的线上资历负向调节这一关系，但是线下资历正向调节态度确定性对采纳意愿的影响。除此之外，医生的态度确定性、线上资历和个人动机因素——疾病严重性对患者健康信息采纳的影响存在负向的三项交互作用。

（2）研究在线医疗社区患者服务采纳行为及其影响因素。本书将在线医疗社区中患者服务采纳分为初始采纳（First adoption）和后采纳（Post adoption）两个阶段，基于详尽可能性模型和服务质量理论，分析并对比两个阶段服务采纳的影响因素。通过采用文本挖掘和情感分析技术处理某在线医疗社区中用户服务采纳数据和交互内容，实现相关构念测量。负二项回归结果表明，中心线索交互质量对患者初始采纳服务有正向影响，外围线索电子口碑是初始采纳和后采纳服务的主要影响因素。此外，路径比较结果表明，初始采纳阶段交互质量的作用更强，后采纳阶段电子口碑的作用更强。

（3）研究在线医疗社区患者评论撰写行为及其影响因素。本书关注在线医疗社区患者评论撰写行为及动机，基于期望-失验理论和服务质量理论，分析服务质量感知（包括结果质量感知和过程质量感知）和服务质量失验（包括结果质量失验和过程质量失验）对患者文本评论中情绪反应及评论努力度的影响。普通最小二乘（OLS）回归结果表明，结果质量和过程质量的感知、失验均对患者嵌入在文本评论的积极情绪强度有正向影响，并且疾病严重性正向调节过程质量感知和失验的影响。零截尾负二项（ZINB）回归结果表明，结果质量和过程质量的感知、失验与患者撰写文本评论的评论努力度之间均存在非对称"U"形关系。研究还发现，在评论努力度最低点时，结果质量和过程质量的感知值与失验值。

（4）研究在线医疗社区医生个人网站转化率及其影响因素。结合患者在线决策过程的特点和服务型网站转化率的定义，本书给出在线医疗社区转化率的定义，即在线医疗社区的医生个人网站中选择医生服务的消费者占访问者的比例，也就是医生个人网站转化率。按照信息的来源，本书将在线医疗社区的在线健康信息分为医生生成信息、患者生成信息和系统生成信息。OLS

回归结果表明，医生生成信息、患者生成信息和系统生成信息均对医生个人网站转化率有正向影响，并且医生生成信息和患者生成信息的影响作用存在替代效应。此外，医生个人网站的使用时间正向调节患者生成信息与医生个人网站转化率之间的关系，但是负向调节医生生成信息与医生个人网站转化率之间的关系。

　　由于笔者水平有限，本书内容只是相关研究领域诸多研究成果中的点滴，对于本书的不足之处，期盼有关专家和读者批评指正。

西北大学　陈琴

2023 年 11 月

目　录

1

1 引 言

1.1 研究背景及问题

1.1.1 研究背景

随着人民生活水平的日益提高和居民健康意识的不断提升，人们对医疗资源的需求也在日益增长。根据 2019 年《中国卫生健康统计年鉴》，2018 年，我国卫生医疗机构诊疗量为 83.08 亿人次，相较于 2010 年的 58.38 亿人次增长了 42.31%；2018 年，居民平均诊疗次数为 6.0 次，相较于 2010 年的 4.4 次增长了 36.36%。据统计，2018 年，我国执业（助理）医师为 360.7 万人，相较于 2010 年的 241.3 万人增长了 49.48%；2018 年，每千人口执业（助理）医师为 2.59 人，相较于 2010 年的 1.80 人增长了 43.89%。近几年，虽然我国居民诊疗量和每千人口执业（助理）医师数均在增长，但是供给和需求仍然存在一定的差距，医疗资源存在供给不足和严重紧缺的问题。除此之外，我国医疗资源还存在分布不均衡的现状。根据 2019 年《中国卫生健康统计年鉴》，2018 年，我国各地区医疗卫生机构数量为 99.75 万个，其中，东部地区 37.40 万个，中部地区 31.07 万个，西部地区 31.28 万个；2018 年，我国各地区执业（助理）医师总计 360.71 万人，其中，东部地区 165.05 万人，中部地区 104.88 万人，西部地区 90.78 万人。

1

面对医疗资源长期以来供给有限且分布不均的现状，为推进实施"健康中国"战略，优化医疗资源配置，提高服务效率，降低服务成本，满足人民日益增长的医疗健康需求，根据《"健康中国 2030"规划纲要》和《国务院关于积极推进"互联网+"行动的指导意见》，国务院于 2018 年提出促进"互联网+医疗健康"的发展意见（刘笑笑，2019）。互联网正在医疗健康领域发挥着重要作用。根据观研报告网《2020 年中国互联网医疗行业分析报告——市场深度分析与发展前景研究》，我国互联网医疗市场规模已经从 2015 年的 200 亿元增长到 2020 年的 980 亿元。除此之外，根据第 47 次《中国互联网络发展状况统计报告》，截至 2020 年 12 月，使用互联网医疗的用户已经达到了 2.15 亿人，占总网民数的 21.7%，相较于 2016 年的 1.95 亿人增长了 10.26%。2020 年，受新冠疫情影响，互联网医疗的优势开始凸显，行业迎来重要发展机遇。截至 2020 年 10 月底，我国已经有 900 多家互联网医院，相较于 2016 年的 17 家增加近 900 家，远程医疗协作网覆盖了所有地级市，5500 多家二级以上的医院可以提供线上服务。在疫情期间，有 74% 的中国网民参与过在线问诊、医药电商或互联网健康咨询等互联网医疗服务；67.1% 的网民表示对互联网医疗接受程度有所提升，认为互联网医疗能够减少人群聚集和接触、避免交叉感染和减轻门诊压力。由此可以看出，互联网医疗行业正在蓬勃发展，得到了人们的广泛认可。

作为社交媒体在互联网医疗行业的一种应用，在线医疗社区（Online health community）将医疗服务延伸到了互联网环境，有助于提升和改善医生与患者之间沟通、互助的方式，已经越来越受到大众欢迎。一方面，在线医疗社区使医生不再局限于在实体医院和诊所提供健康知识及医疗服务，还可以利用碎片化时间在网络环境中为患者提供健康知识和医疗服务。另一方面，在线医疗社区为患者提供了获取健康信息、医疗服务以及管理其健康状况的新方法，使患者有机会远程向全国医院的医生咨询，也可以让患者通过在线方式不受拘束地与医生进行沟通交流，从而获得更多便利和优质的医疗服务。通过参与在线医疗社区，医生和患者不仅能够改善彼此之间的沟通交流（Van

De Belt et al.，2010)，而且患者能够分享自己的看病经验和表达自身情感 (Liu et al.，2016；Randeree，2009)。因此，在线医疗社区使医疗模式有了全新的发展，在降低医疗成本、提高医疗资源配置效率、增强医疗资源公平性以及建立良好的医患关系方面具有重要意义。

尽管在线医疗社区可以在一定程度上解决或缓解医疗资源短缺和医患纠纷 (Chen et al.，2015；Lu et al.，2019；Wu and Lu，2017)，但是由于医疗服务和在线虚拟环境的特殊性，在线医疗社区发展还存在一些局限性。首先，医疗服务是一种典型的信任商品。相较于患者，医生能了解和掌握更多关于患者状况的信息以及患者需要的治疗方案，但患者不能评估医生提供的健康信息与医疗服务是不是合适和最佳的。这种信息不对称使医生向患者提供超过其自身实际需要的诊断和治疗，或者不能向患者提供足够的诊断和治疗方案，或者向患者提供比实际需求更高价格的治疗 (Dulleck and Kerschbamer，2006)。其次，与传统的面对面医疗服务不同，在在线医疗社区中，医患之间的交流只能通过文字或者语音，患者难以清楚、详细地描述自己的病情和疑问，医生也难以给出准确、肯定的解答和意见。这使患者无法从在线医疗社区的医疗服务中获得有效信息，医生和患者之间的在线交流存在异步性 (刘笑笑，2019)。最后，虚拟社区为了向用户提供各种在线服务，需要收集用户信息，加之一些不法人员以非法手段刻意收集用户个人信息，虚拟环境中的隐私问题成为用户普遍关注的问题。在医疗健康领域，一些疾病的特殊性加剧了患者对在线医疗服务的感知隐私风险。这些局限性使在线医疗社区存在用户转化率和服务利用率偏低的问题。以好大夫在线网站 (www.haodf.com) 为例，2016 年，社区中选择医疗服务的患者占社区访问者的比例不足 0.30%，通过电话咨询或者远程视频就诊的患者比例只有 0.08%，通过"预约转诊"功能加号的患者比例只有 2.96%，连续向同一个医生咨询的患者也不足 30% (马骁宇，2016)。因此，如何提高在线医疗社区的用户转化率和服务利用率是社区管理者与服务提供者亟待解决的问题。

虽然在线医疗社区得到了业界和研究者的广泛关注，但是对于如何提高在线医疗社区的用户转化率和服务利用率尚不清楚。本书基于现有个体在线决策过程和网站转化率的研究成果，通过分析在线医疗社区患者在线决策过程中各个阶段的在线行为和影响因素，以及在线医疗社区转化率和影响因素，为在线医疗社区的设计和运营提供决策支持，也为参与在线医疗社区服务的个人提供决策依据。

1.1.2 研究问题

在线医疗社区在缓解医疗资源短缺和分布不合理、提高医疗资源配置效率等方面具有重要作用，但是由于医疗服务和在线虚拟环境的特殊性，在线医疗社区还存在用户转化率和服务利用率较低的发展局限性。因此，本书旨在为在线医疗社区管理者和医疗服务提供者提供决策支持。

首先，在线决策过程中的消费者行为与网站的利用效率密切相关。对于网站管理者和产品或服务提供者来说，需要了解在线决策过程的消费者行为及其影响因素，可以通过提高各个阶段的消费者参与度改善网站利用率。因此，参考在线决策过程中的消费者行为研究，本书在现有患者在线行为的研究基础上，分析信息搜索、选项评估、购买（咨询）决策和购后（咨询）反馈四个阶段的患者在线行为及其影响因素。具体来说，主要包括信息搜索阶段的信息采纳行为、选项评估阶段和购买（咨询）决策阶段的服务采纳行为，以及购后（咨询）反馈阶段的评论撰写行为。

其次，零售商还利用多种技术和策略增加网站流量，但是仅仅依靠网站流量的增加并不能保证销售额的增加，只有将网站的访问者转化为消费者才更加有效（Cezar and Ögüt，2016；Perdikaki et al.，2012）。在线医疗社区作为医疗健康领域一种代表性的服务型网站，只有将社区的访问者转化为消费者才能真正提高社区的用户转化率（Chen et al.，2020），这也是在线医疗社区管理者和服务提供者需要解决的重要问题。

因此，本书通过持续跟踪和分析在线医疗社区中的用户行为数据，主要回答以下研究问题。

本书关注信息搜索阶段的患者信息采纳行为，以及健康信息特征、信息提供者特征和用户特征。那么，在在线医疗社区中，影响信息搜索阶段患者信息采纳的因素有哪些？这些因素如何影响患者信息采纳行为？

本书关注选项评估阶段和购买（咨询）决策阶段的患者服务采纳行为。除了初始采纳服务，在线随诊服务作为一种在线服务类型，是线下医疗服务的有力补充，也是对患者后采纳服务的体现。那么，在在线医疗社区中，影响选项评估阶段和购买（咨询）决策阶段患者初始采纳服务及后采纳服务的因素有哪些？这些因素如何影响患者初始采纳服务和后采纳服务？影响患者初始采纳服务和后采纳服务的因素有何不同？

本书关注购后（咨询）反馈阶段的患者在线评论的形成过程，即患者撰写文本评论的背后动机以及如何撰写文本评论。那么，在在线医疗社区中，影响购后（咨询）反馈阶段患者评论撰写行为的因素有哪些？这些因素如何影响患者的评论撰写行为？

网站转化率是指消费者占网站访问者的比例，反映了用户转化率和网站利用率。参考 Jackson（2004）对服务型网站转化率的定义，本书将给出在线医疗社区转化率的定义。那么，在在线医疗社区中，影响网站转化率的因素有哪些？这些因素如何影响在线医疗社区的网站转化率？

1.2　研究目的及意义

1.2.1　研究目的

本书以在线医疗社区为研究背景，将患者在线决策过程细分为信息搜索、选项评估、购买（咨询）决策和购后（咨询）反馈 4 个阶段。基于双重加工理论、信息采纳模型、期望-失验理论和服务质量理论，探究在线决策过程中患者行为及其影响因素、在线医疗社区转化率及其影响因素，从而帮助社区管理者与服务提供者更好地了解影响用户转化率和服务利用率的因素，为在线医疗社区理论研究、管理、发展提供支持和建议。具体的研究目标如下。

（1）明确信息搜索阶段患者信息采纳行为及其影响因素。网络的开放性和便利性使在线信息存在过载问题，了解信息搜寻者的筛选标准成为信息贡献者和管理者的重要任务。不同于其他在线社区的健康信息采纳，本书关注的是在线医疗社区的患者健康信息采纳行为，这种社区的健康信息提供者是拥有专业知识和技术的医生。基于文本挖掘技术和情感分析技术对在线医疗社区的信息采纳数据进行分析，得出患者采纳健康信息的影响因素，为在线医疗社区的健康信息排序和机器采纳提供依据，也为健康信息提供者提供参考。

（2）明确选项评估阶段和购买（咨询）决策阶段患者服务采纳行为及其影响因素。在线医疗社区的便利性在于为医生与患者提供了多种沟通渠道，方便患者随时随地接受医疗服务。其中，在线随访服务作为一种在线医疗服务类型，是线下医疗服务的重要补充，使得在线下医院治疗后的患者能够在在线医疗社区找同一个医生进行会诊。根据服务采纳的阶段，本书将患者服务采纳分为初始采纳服务和后采纳服务，利用文本挖掘技术和情感分析技术对在线医疗社区用户信息及交互内容进行分析，得出两个阶段患者医疗服务采纳行为的影响因素，为服务提供者梳理如何有针对性地提高患者医疗服务采纳意愿的措施。

（3）明确购后（咨询）反馈阶段患者评论撰写行为及其影响因素。消费者评论背后的动机对于商业成功和理论发展至关重要。本书从在线评论语言特征角度研究患者评论行为，包括情绪反应和评论努力度。服务质量是影响在线医疗社区用户评论的重要因素，本书基于期望-失验理论和服务质量理论，从服务质量感知和服务质量失验两个方面分析患者评论撰写行为的影响因素。本书收集在线医疗社区中用户在线评论数据，从评论作者的角度探究患者评论撰写行为的影响因素，为服务提供者有针对性地提高服务质量提供参考，也为社区运营商管理在线反馈系统和在线声誉系统提供方便。

（4）明确在线医疗社区转化率及其影响因素。网站转化率是网站成功性的重要指标。参考服务型网站转化率的定义和患者在线决策过程特点，本书将首次给出在线医疗社区转化率的定义。通过收集医生个人网站中访问者和消费者数据，分析医生个人网站转化率的影响因素，为服务提供者更好地管理个人网站和运营商提高整个社区的利用效率提供决策支持。

1.2.2　研究意义

随着网络技术的不断发展，在线医疗社区在提升医疗卫生现代化管理水平、创新医疗服务模式和有效配置医疗资源等方面发挥着重要作用，成为国内外学者和研究者关注的焦点。患者在线参与是提高在线医疗社区用户转化率和服务利用率的关键，本书首先以用户为中心，从宏观角度将在线医疗社区的患者在线决策过程分为信息搜索、选项评估、购买（咨询）决策和购后（咨询）反馈 4 个阶段，探究影响在线决策过程中患者参与的因素。其次以问题为中心，从微观角度探究信息搜索阶段的健康信息采纳行为、选项评估阶段和购买（咨询）决策阶段的服务采纳行为、购后（咨询）反馈阶段的评论撰写行为，以及社区转化率及其影响因素。这不仅丰富了电子健康的相关理论，而且对医疗网站的设计者、管理者及服务提供者具有一定的现实意义。

在线医疗社区患者信息采纳行为的研究扩大了用户信息采纳的研究范围，为虚拟社区的信息质量管理提供了新的视角。本书关注的是在线医疗社区的患者健康信息采纳行为，与其他社区的健康信息提供者不同，这种社区的健康信息提供者是具有专业知识和技能的医生。研究结果能更加准确地揭示在线医疗社区中用户采纳健康信息的准则，有助于健康信息的系统评估和排序，以及机器采纳。

在线医疗社区患者服务采纳行为的研究完善了虚拟社区内容管理和用户管理理论。初始采纳意味着将潜在用户转化为真实用户，后采纳意味着将现有用户转化为忠实用户，因此，初始采纳和后采纳与社区的用户转化率及留存率密切相关。本书关注了在线医疗社区患者初始采纳服务和后采纳服务，通过建立一个二阶段模型，分析并对比两种采纳的影响因素。研究结果将有助于社区管理者和服务提供者有针对性地采取管理措施，从而提高用户转化率和留存率。

在线医疗社区患者评论撰写行为的研究关注了在线评论形成过程，是对在线评论研究的有益补充。本书以患者为评论作者，分析患者的在线评论，从服务的结果质量、过程质量两个维度分析患者感知和失验对评论撰写行为的影响。本书不仅丰富了服务质量的研究视角，也有助于服务提供者了解患者在线评论背后的动机从而提高服务质量。研究结果为在线医疗社区，甚至服务型网站的在线反馈机制、名誉系统设计和管理提供了参考。

在线医疗社区转化率及其影响因素的研究扩大了网站转化率的研究范围，尤其是丰富了服务型网站转化率的研究。本书以在线医疗社区为研究对象，参考 Jackson（2004）对服务型网站转化率的定义以及患者在线决策的特点，首次给出在线医疗社区转化率的定义。研究结果有助于在线医疗社区管理者、服务型网站管理者和服务提供者了解影响用户转化率的因素。

1.3　研究内容及思路

1.3.1　研究内容

基于对研究内容的阐述和相关文献的分析，本书以在线医疗社区为研究背景，研究患者在线决策过程及其影响因素。具体来说，包括患者信息采纳行为及其影响因素、患者服务采纳行为及其影响因素、患者评论撰写行为及其影响因素，以及医生个人网站转化率及其影响因素。本书将为管理者设计和运营社区提供理论依据，致力于为通过参与在线医疗社区提供健康信息和医疗服务的个人提供决策支持。主要研究内容如下。

基于在线医疗社区用户信息采纳行为数据，以信息采纳模型为理论基础，结合文本挖掘技术、情感分析技术和逻辑回归模型研究在线医疗社区患者健康信息采纳行为及其影响因素。首先，在已有用户健康信息采纳的研究成果基础上，结合在线医疗社区中健康信息特点和信息提供者特点，提出在线医疗社区中影响患者健康信息采纳的合理假设。其次，通过自动爬虫技术持续追踪患者健康信息采纳行为，并利用文本挖掘技术和情感分析技术对在线医疗社区的医患问答内容进行分析，测量研究假设中的相关构念。再次，根据因变量——健康信息采纳为二元变量，采用逻辑回归模型对研究假设进行实证分析。最后，对实证结果进行分析，给出合理的管理建议。

　　基于在线医疗社区用户服务采纳行为数据，以详尽可能性模型和服务质量理论为理论基础，结合文本挖掘技术、情感分析技术和负二项回归模型研究在线医疗社区患者服务采纳行为及其影响因素。首先，在已有用户采纳行为和患者在线决策的相关理论与研究成果基础上，结合在线医疗社区用户采纳的特点，将患者服务采纳分为初始采纳和后采纳两个阶段，并提出在线医疗社区中影响患者服务采纳的合理假设。其次，通过自动爬虫技术持续追踪患者服务采纳行为，并利用文本挖掘技术和情感分析技术对在线医疗社区中的医患交互内容进行分析，测量研究假设中的相关构念。再次，针对因变量——初始采纳服务和后采纳服务为计数变量且存在过离散问题，采用负二项回归模型对研究假设进行实证分析，并利用路径比较分析自变量对两种采纳行为影响作用的大小。最后，对实证结果进行分析，给出管理应用建议。

　　基于在线医疗社区用户在线评论行为数据，以期望-失验理论和服务质量理论为理论基础，结合情感分析技术、OLS 回归模型和 ZINB 回归模型研究在线医疗社区患者评论撰写行为及其影响因素。一是在已有患者评论的研究基础上，结合在线文本评论的语言特征，从情绪反应和评论努力度两个方面分析患者撰写在线评论行为。二是在已有服务质量研究的相关理论和研究成果基础上，结合期望-失验理论，从服务质量感知和服务质量失验两个角度研究服务质量对患者评论撰写行为的影响。三是通过自动爬虫技术收集在线医疗社区患者评论行为数据，并利用情感分析技术对患者在线评论内容进行分析，测量研究假设中的相关构念。四是针对因变量——情绪反应和评论努力度的分布特点不同，分别建立 OLS 回归模型和 ZINB 回归模型对研究假设进行实证分析。五是对实证结果进行分析，给出管理应用建议。

　　基于对在线医疗社区中用户访问情况和咨询情况的跟踪，研究在线医疗社区的网站转化率及其影响因素。首先，根据服务型网站转化率的定义和患者在线决策过程特点，将在线医疗社区转化率定义为医生个人网站中消费者占访问者的比例，也就是医生个人网站的转化率。其次，在已有网站转化率的研究基础上，提炼影响医生个人网站转化率的因素，并提出合理假设。再次，通过自动爬虫技术持续追踪在线医疗社区医生个人网站访问者和消费者数据，测量研究假设中的相关构念。最后，针对因变量——医生个人网站转化率的分布特点，建立 OLS 回归模型对实证数据进行分析，并给出管理应用建议。

1.3.2　研究思路

　　本书内容主要包括 7 章，章节安排及逻辑关系如图 1-1 所示。

　　第 1 章为引言。首先，分析互联网医疗发展现状和在线医疗社区发展局限性，提出本书的 4 个主要研究问题，并阐述这些问题的研究目的及意义。其次，阐述本书的主要研究内容和思路，以及研究创新点，构建本书的研究方法和技术路线。

　　第 2 章为文献综述与理论基础。首先，对在线医疗社区的相关概念进行阐述和界定。其次，梳理个体在线决策过程和社区转化率相关研究，总结现有研究不足，明确本书研究问题。最后，介绍相关理论基础，包括影响信息采纳行为、服务采纳行为、评论撰写行为和网站转化率的双重加工理论、信息采纳模型、期望-失验理论和服务质量理论等，并解释这些理论与在线决策过程中患者行为之间的关系。

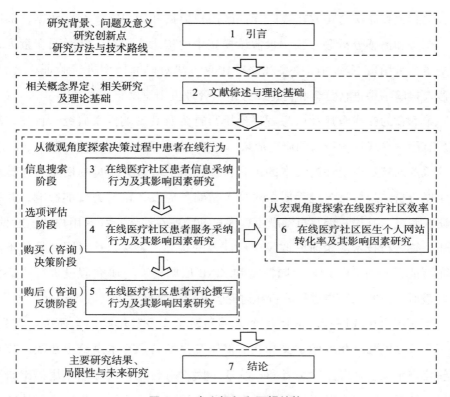

图 1-1 全文框架和逻辑结构

第 3 章为在线医疗社区患者信息采纳行为及其影响因素研究。首先，基于信息采纳模型，结合在线医疗社区中健康信息特征、信息提供者和接收者特征，提出了一个信息采纳的扩展模型。其次，编写自动爬虫程序实时爬取在线医疗社区用户信息采纳行为数据，采用文本挖掘技术和情感分析技术测量模型中的构念。再次，针对因变量为二元变量且假设模型中存在调节效应，采用分层 Logit 回归方法对研究假设进行实证研究。最后，对实证结果进行分析和讨论，并给出管理建议。

第 4 章为在线医疗社区患者服务采纳行为及其影响因素研究。首先，基于已有用户采纳行为的研究成果、详尽可能性模型和服务质量理论，本书将患者服务采纳分为初始采纳和后采纳两个阶段，并提出研究假设。其次，编写自动爬虫程序实时爬取在线医疗社区用户数据和用户在线交互数据,采用文本挖掘和情感分析等方法测量假设模型中的构念。再次,针对因变量为计数变量,采用负二项回归模型和路径比较方法对研究模型进行验证。最后,对假设检验结果进行分析和讨论,并给出管理应用建议。

第 5 章为在线医疗社区患者评论撰写行为及其影响因素研究。首先,基于现有用户在线评论行为的研究成果、期望-失验理论和服务质量理论,结合医疗服务的特点以及评论文本的语言特征,本书从服务质量的期望和失验两个角度分析结果质量与过程质量对患者情绪反应及评论努力度的影响,并提出研究假设。其次,编写自动爬虫程序自动爬取在线医疗社区用户评论数据,采用情感分析技术测量研究假设中所涉及的构念。再次,针对因变量的不同分布特征,分别采用 OLS 回归模型和 ZINB 回归模型对研究假设进行实证分析。最后,对实证结果进行分析和讨论,并给出管理建议。

第 6 章为在线医疗社区医生个人网站转化率及其影响因素研究。首先,基于服务型网站转化率的定义和在线健康信息的特点,本书给出在线医疗社区转化率定义,从医生、患者和系统 3 个因素对转化率的影响作用提出研究假设。其次,编写自动爬虫程序对在线医疗社区中用户行为数据进行持续追踪,测量研究假设中的构念。再次,采用 OLS 回归模型验证假设模型。最后,对假设检验结果进行分析和讨论,并提出管理应用建议。

第 7 章为结论。总结本书的主要研究发现,指出本书的不足之处及未来研究方向。

1.4　研究创新点

面对在线医疗社区存在的发展局限性,本书从个体在线决策过程和网站转化率两个方面寻求解决方案,以提高社区的用户转化率和服务利用率。本书以在线医疗社区患者决策过程为研究对象,将在线医疗社区的患者决策过程分为信息搜索、选项评估、购买(咨询)决策和购后(咨询)反馈 4 个阶段，具体研究信息搜索阶段的患者信息采纳行为、选项评估和购买（咨询）决策阶段的患者服务采纳行为、购后（咨询）反馈阶段的患者评论撰写行为，以及在线医疗社区转化率。

本书的研究创新点主要体现在以下四个方面。

第一，本书提出了一个扩展的健康信息采纳模型。首先，与以往关于用户健康信息采纳的研究背景是医疗问答社区或社会问答社区的医疗版块不同，本书关注在线医疗社区的患者健康信息采纳行为，这种在线社区的健康信息提供者是具有专业知识和技能的医生。其次，不同于过去信息采纳模型中对论证质量的测量，本书通过医生的态度确定性测量论证质量，将态度确定性作为健康信息特征，研究它对患者健康信息采纳的影响，以及与信息提供者特征和用户特征的交互作用对患者健康信息采纳的影响。这个扩展的健康信息采纳模型表明，论证质量和来源可靠性不仅单独影响患者健康信息采纳，两者的交互作用也对信息采纳意愿有影响；患者的动机因素作为调节变量，负向调节论证质量和来源可靠性的交互项对信息采纳意愿的影响，也就是个人动机、论证质量和来源可靠性对患者健康信息采纳的影响存在负向的三项交互作用。这为信息采纳，特别是健康信息采纳研究提供了新观点。

第二，本书揭示了在线医疗社区患者服务采纳的影响因素。首先，与以往关于用户初始采纳和后采纳影响因素的对比研究不同，本书关注的是医疗健康领域用户初始采纳与后采纳影响因素的对比研究，扩展了用户采纳的研究领域。其次，与现有对在线医疗社区患者服务采纳的研究主要是初始采纳服务的研究不同，本书关注的是患者后采纳服务及其影响因素，尤其是对两种采纳服务的对比研究。最后，与已有研究使用二维服务质量模型测量医疗服务质量不同，本书使用 Akter 等（2013）提出的服务质量模型中的信息质量和交互质量测量医疗服务质量。本书通过建立一个两阶段模型，基于详尽可能性模型分析并对比影响患者初始采纳服务和后采纳服务的因素。结果表明，中心路径（Centrally route）对患者初始采纳服务有正向影响，外围路径（Peripherally route）是患者初始采纳服务和后采纳服务的重要影响因素，在初始采纳服务阶段，中心路径的影响更大；在后采纳服务阶段，外围路径的影响更大。这为医疗服务质量研究和用户采纳研究提供了新的视角。

第三，本书揭示了在线医疗社区患者文本评论的形成过程，包括患者撰写文本评论的背后动机以及如何撰写文本评论。首先，与以往关于在线医疗社区患者评论的研究是将患者作为评论者的视角不同，本书从评论作者的视角研究患者评论撰写行为，并关注了情绪反应和评论努力度两个语言特征。其次，与以往对服务质量期望的作用研究不同，本书关注了服务质量感知，并从结果质量和过程质量两个维度分析服务质量感知对患者评论撰写行为的影响。最后，本书基于期望-失验理论和服务质量理论，在同一个模型中分析服务质量感知和服务质量失验对患者评论撰写行为的影响。结果表明，服务质量感知和服务质量失验对患者情绪反应有正向影响，服务质量感知和服务质量失验与患者评论努力度之间存在非对称的"U"形关系。这详细阐述了在线医疗社区患者评论的形成过程。

第四，本书定义了在线医疗社区转化率并揭示了其影响因素。首先，与以往网站转化率的研究不同，本书关注的是医疗健康领域的服务型网站转化率。根据服务型网站转化率的定义和患者在线决策特点，给出了在线医疗社区转化率的定义，即医生个人网站中选择服务的消费者占访问者的比例，也就是医生个人网站转化率。其次，与以往对在线健康信息进行分类不同，本书按照来源将在线健康信息分为医生生成信息、患者生成信息和系统生成信息，分析3类信息对社区转化率的影响。结果表明，3类信息均对医生个人网站转化率有正向影响；医生生成信息和患者生成信息分别作为服务的过程质量与结果质量，对转化率的影响存在替代效应。这丰富了网站转化率和在线健康信息的研究视角。

1.5 研究方法与技术路线

1.5.1 研究方法

本书探究在线医疗社区患者决策过程及其影响因素，涉及经济学、管理学、行为学、心理学和数学等相关学科知识。针对研究目的和研究问题，本书采用理论与实证相结合的方式进行研究。理论方面主要是回顾、总结已有理论和文献，实证方面主要是通过计量经济模型验证理论和假设。

（1）文献研究。文献研究主要是对已有文献和相关理论的整理与回顾。首先，本书对在线医疗社区的相关概念进行解释，对个体在线决策过程和社区转化率的相关文献进行收集与梳理，找出现有各个阶段患者行为及网站转化率的研究不足。其次，本书总结了与患者在线决策过程相关的双重加工理论、信息采纳模型、期望-失验理论和服务质量理论，为本书提供了理论支撑。最后，本书基于对已有文献和理论的回顾、总结，结合在线医疗社区和中国医疗环境的特征进行了研究。

（2）数据采集。本书通过编写自动爬虫程序，利用 Python 的 Requests 和 Selenium 软件包访问快速问医生（www.120ask.com）和好大夫在线两个在线医疗社区自动下载所需的数据，并利用 Python 的 XPath 和 Pyquery 软件包对网页内容进行解析并保存。

（3）分析方法。在数据分析方法上，本书主要使用文本挖掘技术、情感分析技术和计量经济学模型对假设进行实证验证，探究在线医疗社区中患者决策过程及其影响因素。对于在线医疗社区患者信息采纳行为及其影响因素研究，本书采用文本挖掘、情感分析和逻辑回归模型等方法验证研究假设；对于在线医疗社区患者服务采纳行为及其影响因素研究，本书采用文本挖掘、情感分析、负二项回归模型和路径比较等方法检验研究假设；对于在线医疗社区患者评论撰写行为及其影响因素研究，本书采用情感分析、OLS 回归模型和 ZINB 回归模等检验研究假设；对于在线医疗社区医生个人网站转化率及其影响因素研究，本书采用 OLS 回归模型检验研究假设。

1.5.2　技术路线

根据 1.3.1 和 1.5.1 绘制本书的技术路线，如图 1-2 所示。

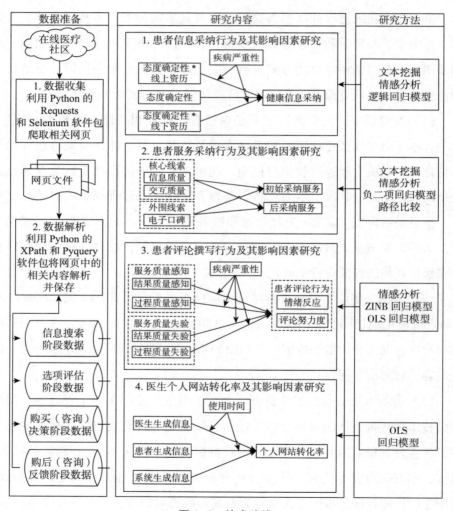

图 1-2　技术路线

2　文献综述与理论基础

2.1　在线医疗社区相关概念

2.1.1　在线医疗社区定义

在线社区（Online community）又称为"虚拟社区"（Virtual community）或"网络社区"，是指通过计算机网络形成的群体，彼此之间能够沟通、分享知识和信息，有一定程度的关系行为（Alsaghier and Ahamad，2018）。在线社区的成员是通过社交技术平台，基于某种兴趣聚集在一起，建立某种社交关系，相互交流，建立归属感。在线社区以持续为用户提供效用、不断增加用户数量和将访问用户转化为注册用户作为发展的价值目标（Ahadzadeh et al.，2018）。

随着互联网技术不断渗透到医疗健康领域，电子健康（e-Health）的理念开始形成。美国医疗卫生信息与管理系统协会（HIMSS）将电子健康定义为将互联网和其他信息技术应用于医疗健康行业，提高医疗健康机构向患者或消费者提供医疗健康服务的质量和效率，提升患者或消费者的健康状态。电子健康的理念促使人们的医疗健康观念从被动地接受疾病治疗转向主动地管理自我健康。人们积极参与诊疗决策和日常自我健康管理需要一个良好的信息交流平台，由此，基于健康 2.0 技术的在线医疗社区开始出现并发展

17

起来。

作为一种互联网医疗的应用，在线医疗社区主要是指患者和医疗专业人员等参与方参与到利用互联网技术能够互相沟通的在线平台，从而达到提供或者获取相关信息和服务，满足自身需要的目的（刘笑笑，2019）。在在线医疗社区中，患者和医疗专业人员等参与方既是医疗信息和服务的提供者，也是医疗信息和服务的接收者。目前，在线医疗社区的发展非常迅速，受到了广泛关注。下面列举在线医疗社区的几个主要功能。

1．在线沟通交流

在线沟通交流是在线医疗社区最主要的功能。在这个功能的支持下，参与方（如患者、医疗专业人员和医疗服务人员等）之间能够互相沟通交流。例如，咨询和回答有关疾病的问题、贡献和获取医疗健康信息与知识、分享看病经验、提供情感支持等。

2．医疗信息咨询

在在线医疗社区中，患者可以查询相关医疗信息，例如，医生的基本信息（如职称、学历和工作经历等）、出诊信息和医院地理位置等信息，以及查询与疾病相关的信息和知识等。医生可以查询相关医疗专业知识、查看典型病例和其他医生分享的案例等。

3．医疗咨询等服务

一些在线医疗社区为患者提供了在线咨询和"预约转诊"等服务功能。通过在线咨询服务，患者可以得到医生的健康指导、用药和诊疗等建议。通过"预约转诊"服务，患者可以预约在线下与医生面对面就诊。

4．个人健康管理等服务

有的在线医疗社区为患者提供了记录个人健康和生活状态等功能，从而帮助患者实现健康目标，例如，计步、减肥和运动锻炼等。

2.1.2　在线医疗社区类型

按照用户构成和交流模式的不同，在线医疗社区可以分为 3 种类型（宋晓龙，2015）：在线病患社区、在线医生社区与在线医患社区。

1. 在线病患社区

在线病患社区，是指能够支持相似或者相同疾病的患者进行分享和交流经验，从而帮助患者提升自身健康状态的在线医疗社区。这是由患者自发形成的一种在线社交网络，患者可以在社区内分享自己的就医经历和治疗方案，也可以在社区内询问病情获得信息支持，还可以寻找到与自己有相似或者相同病情经历的患者并成为朋友（孙悦，2018）。这种类型的在线医疗社区最普遍，如欧美国家的 PatientsLikeMe 和 DailyStrength 等，我国的甜蜜家园、淋巴瘤之家和糖尿病论坛等。

2. 在线医生社区

在线医生社区，是指面向医疗专业人员，旨在为医护人员、医疗机构和医药专业人员等提供交流的专业医学社区。在在线医生社区中，医疗专业人员之间相互沟通交流，不但可以分享案例和治疗经验等，而且可以了解和学习最新的科研进展。我国的在线医生社区主要有丁香园、医脉通和医学论坛网等。

3. 在线医患社区

在线医患社区，是指患者和医疗专业人员可以同时参与，能够进行沟通和交流的一种医疗社区。在线医患社区不仅支持患者与患者之间的沟通，如共享就诊和治疗经验等；也支持患者与医疗专业人员进行沟通，如寻求和提供健康知识与医疗服务。我国的在线医患社区主要有好大夫在线、快速问医生、微医和寻医问药等。

本书主要关注第三种在线医疗社区——在线医患社区。如上文所述，这种在线医疗社区用户主要包括医生和患者，具体定义和描述如下。

（1）医生。医生是指具有某一专业领域的医疗知识和经验，对某种疾病类型的潜在患者进行预防，并对该类疾病的患者进行诊断治疗的专业人员。大型在线医疗社区的医生大多是来自正规医院，具有合格医师执照的从业医生。

（2）患者。患者的本义是指患有某种或多种疾病，需要被治疗和照顾的人。在本书中，患者是指通过在线医疗社区获取医疗健康信息和服务，患有某种疾病的人群或潜在人群。

2.1.3 在线医疗社区特征

依托健康 2.0 技术的在线医疗社区改变了传统的医疗模式，打破了时间和空间的限制，使医生与患者之间的互动交流更加顺畅，拓宽了他们获取、贡献医疗健康信息和服务的途径。吕英杰（2013）认为，在线医疗社区具有自主性、开放性、匿名性、便利性和低成本等特点。刘笑笑（2014）认为，在线医疗社区具有不受时空限制、交互过程公开和合理配置医疗资源等特点。本书参考孙悦（2018）的观点，认为在线医疗社区的特点可以概括为便利性与经济性、自主性与高效性、真实性与匿名性。

1. 便利性与经济性

便利性，是指在线医疗社区将传统医疗中医生和患者必须面对面交流病情的模式转变为在线交流的模式，为居住在偏远地区和不发达地区，就医不方便或者医疗资源匮乏的患者提供了便利。这是在线医疗社区最显著的特点，也是人们选择使用在线医疗社区的一个重要原因。

经济性，是指患者可以通过在线医疗社区以较低成本，甚至免费获取专业的医疗健康知识和服务。在传统医疗中，患者就医成本较高，特别是异地就医的交通、住宿、挂号、候诊等需要花费大量经济成本和时间成本，而在线医疗社区在一定程度上减少了这些成本。

2. 自主性与高效性

自主性体现在医生可以按照自己的能力和意愿自主选择提供的医疗信息

及服务类型；患者可以根据自己的需求选择合适的医生和服务类型，如图文咨询、电话咨询、"预约转诊"或者私人医生服务等；患者也可以自由地发表个人对医疗健康问题的观点，分享个人就医治疗的经验以供其他患者参考；特别是，对于慢性病患者，通过与医生、病友沟通可以获取更多的医疗知识，甚至能够参与治疗方案的选择和疾病的自我管理。也就是说，医生和患者在在线医疗社区开展的活动不会受到第三方平台的强制要求和干涉。

高效性体现在在线医疗社区提高了医生与医生、患者与医生、患者与患者之间的沟通效率。对于医生来说，他们可以充分利用自己的碎片时间，随时随地通过在线医疗社区为患者提供医疗信息和服务。对于患者来说，他们可以随时随地通过在线医疗社区向医生进行图文咨询或电话咨询，获取医生的解答；也可以通过在线医疗社区浏览医生发布的医疗科普文章、其他患者的就医治疗经历，或者与其他患者进行交流、分享信息；还可以在就医后使用"在线随诊服务"向医生报到，随时与医生进行联系和咨询相关问题。

3. 真实性与匿名性

真实性是指在线医疗社区的注册医生都是公立医院中具有执业医师资格的专业医生。在线医疗社区要求医生必须提供真实的姓名、医院科室信息和电话号码等，并且有严格的审核流程；同时，患者对病情的描述和上传的就诊文件也应该是真实的，以便医生给出正确的诊断和治疗建议。这些都极大地保证了在线医疗社区中的医疗信息和服务的真实性。

匿名性体现在在线医疗社区会对患者的姓名、相关检查报告和隐私话题等信息进行私密化处理，只有问诊的医生才可以看到；与医生的在线沟通也避免了传统面对面就诊的顾虑和尴尬，方便了患者与医生更加全面、真实地沟通病情；患者还可以选择医生提供的"私人医生服务"，接受医生"一对一"的服务，完全保护患者的个人隐私。

2.2 个体在线决策过程相关研究

2.2.1 在线决策过程定义

消费者决策（Consumer decision）属于消费者行为学研究的范畴，因此有必要首先对消费者行为（Consumer behavior）的概念进行阐述。在消费者行为研究的开始阶段，Nicosia（1966）对消费者行为的定义主要侧重购买目的，将其定义为消费者不以转售为目的的购买行为。之后，Loudon 和 Della Bitta（1984）将消费者行为定义为消费者获取、使用和处理某种商品或服务开展的一系列活动，包含这些活动之前和之后的决策行为。从学科特点的角度出发，Solomon（2009，2010）指出，消费者行为涉及多个方面，是消费者为满足个体或群体的需要或欲望采取的挑选、购买、使用或处理、服务、创意或获取经验时涉及的过程。参考 Hawkins 和 Mothersbaugh（2010）对消费者决策的定义，本书认为，消费者决策是指消费者对某种产品、品牌或者服务的相关属性做出谨慎判断和理性选择，以最低的成本完成购买，以满足其某种特定需求的过程。这一过程具有理性化和功能化的双重含义。

随着阶段的不同，消费者决策行为也表现出不同的特征。Kotler 和 Franke（1990）将消费者决策按照先后顺序分为问题识别、信息搜索、选项评估、购买（咨询）决策和购后（咨询）反馈 5 个阶段，如图 2-1 所示。随着网络技术的普及，电子商务得到了蓬勃发展，在线交易成为一种快捷便利的交易方式，从根本上改变了人们的消费方式。消费者决策过程已经被广泛应用于电子商务环境。在线决策过程是一个动态的、持续的决策过程，许多因素使这一复杂过程变得更加复杂化（Wen and Fang，2014）。

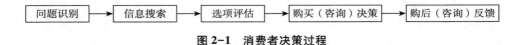

图 2-1　消费者决策过程

Web2.0 技术的快速发展使在线医疗社区成为患者获取医疗健康信息和专业服务的一个新颖且重要的平台。患者作为在线医疗社区的主要用户，也是医疗健康信息和服务的接收者，他们的在线行为受到了学者的广泛关注。例如，Liu 等（2021）研究探讨了促使提问者从免费社会问答服务转向付费社会问答服务的因素。研究结果表明，提问者的转换行为受到推动因素（对免费社会问答服务的不满意度）、拉动因素（对付费社会问答服务的满意度）和锚定因素（社会因素、个人因素和情境因素）的影响。Yang 等（2020）基于信号理论，探讨职业地位与服务反馈在患者选择医生中的替代关系，以及疾病严重性的调节作用。研究结果表明，医生的职业地位和服务反馈对患者选择医生的影响存在替代作用；疾病严重性正向调节职业地位的影响，负向调节服务反馈的影响，并且负向调节职业地位与服务反馈对患者选择的替代关系。

在在线医疗社区中，患者的决策过程也是一个动态的、持续的决策过程，与消费者决策过程相似。但是，因为患者在进入在线医疗社区前已经明确了自己的健康问题和需求，完成了需求识别，也就是经历了需求识别阶段。所以，在线医疗社区患者在线决策过程可以概括为信息搜索、选项评估、购买（咨询）决策和购后（咨询）反馈 4 个阶段，如图 2-2 所示。具体而言，首先，患者基于自己的健康问题和需求访问在线医疗社区，搜索相关健康信息并采纳。如果健康信息未解决患者疑惑，患者就在在线医疗社区中选择合适的医生，以合适的方法进行咨询。其次，患者在咨询后对医生的医疗服务进行反馈，例如，打分、撰写文本评论等。

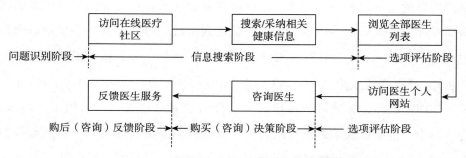

图 2-2　在线医疗社区患者在线决策过程

下面对在线决策过程中信息搜索阶段、选项评估阶段、购买（咨询）决策阶段和购后（咨询）反馈阶段的相关研究进行总结。

2.2.2 信息搜索阶段个体行为相关研究

在需求被唤起后，消费者为满足自身需求需要了解行情，信息搜索就成为在线决策过程中的一个重要环节。消费者信息搜索行为被定义为"有动机地激活记忆中的知识，或从环境中获取关于潜在满足信息的行为"。消费者主要从内部和外部两个渠道搜索信息（Murray，1991）。内部渠道是指消费者在自己的记忆中搜索与所需商品或服务相关的知识、经验等信息。如果来自内部渠道的信息不足以支撑自己做出购买决策，消费者就会求助于来自外部渠道的信息。与传统的信息搜索渠道相比，在网络环境中，消费者可以通过向朋友或者其他陌生但有相关经验的消费者寻求帮助或咨询等途径收集信息，这降低了信息获取的成本（例如，交通成本、通信成本和时间成本等），增加了信息获取的便捷性，忽略了时间限制。信息搜索阶段的消费者行为得到了诸多学者的关注，例如，消费者对信息搜索渠道的选择（Akalamkam and Mitra，2018）、信息搜索行为（Dutta and Das，2017；Lallement et al.，2020；Maity et al.，2018）和信息采纳行为（Chung et al.，2015；Hussain et al.，2017；Tseng and Wang，2016）等。

在网络环境下，人们根据自身的健康需求，经常在线寻求医疗健康信息，以达到预防疾病，更多地了解疾病和一般健康知识，并为疾病找到各种治疗选择的目的（Swar et al.，2017）。信息搜索阶段患者行为及其影响因素的相关研究如表2-1所示。可以看出，信息搜索阶段的患者行为主要包括健康信息搜索（Swar et al.，2017；Xiao et al.，2014；张悦、张云秋，2017；张敏等，2016）、健康信息采纳（Fan and Lederman，2018；Jin et al.，2021；Zhang et al.，2020；Zhou，2021）和诊疗信息求助（张敏等，2018；张敏等，2019）等。其中，健康信息采纳是指患者在了解健康信息的有效性后，对所接收信息中建议行为的接受程度（Watta and Zhang，2008）。过去的研究更多是关注用户如何在社会问答社区的医疗版块（Bae and Yi，2017；Yi，2018）、医学问答社区（Jin et al.，2016；Peng et al.，2020）和在线患者社区（Fan and Lederman，2018；Zhou，2021）中采纳在线健康信息。例如，Jin 等（2016）关注了社会问答社区的用户健康信息采纳行为，研究发现，健康信息的信息质量、情感支持和来源可靠性对用户健康信息采纳行为有积极影响，答案的竞争程度正向调节来源可靠性与采纳决策的关系，并且提问者参与程度正向调节信息质量、来源可靠性与采纳决策的关系。Zhou（2021）关注了在线患者社区的用户健康信息采纳行为，研究发现，中心线索（论据质量）和外围线索（来源可靠性和情感支持）同时影响用户信息采纳意愿，自我效能感对中心线索和外围线索与信息采纳意愿之间的关系均有调节作用。Peng 等（2020）关注了医疗问答社区的患者信息有用性评价行为，从内容-环境一致性的视角，研究发现问题与答案之间语言具体性、情感强度和疾病敏感性对患者感知信息有用性的影响。

然而，在线医疗社区也为患者提供了一个在线搜索健康信息的渠道，并且患者在在线医疗社区中采纳的健康信息是独特的。与普通的健康信息提供者不同，在线医疗社区的健康信息提供者是医生，他们拥有专门的医疗技能和专业知识（Zhang et al.，2020）。首先，患者通过在在线医疗社区中就自己的健康需求发布问题，希望得到医生的专业解答。其次，在线医疗社区的医生在看到患者的健康问题后，利用自己的专长为患者提供答案。最后，患者从得到的医生答案中选择最佳的答案并采纳。例如，Zhang 等（2020）关注了在线医疗社区的健康信息采纳，研究表明，在医生提供的健康信息中，论证质量和来源可靠性是患者采纳健康信息的重要策略，用户参与度能够调节它们之间的关系。

表2-1 信息搜索阶段患者行为及其影响因素研究

作者	因变量	影响因素	理论
Xiao 等（2014）	健康信息搜索	访问互联网、信任在线健康信息、感知健康状态和与医生的沟通质量	信息寻觅理论
张敏等（2016）	健康信息搜索	搜索经验、健康知识素养、健康信息检索素养和健康信息搜索过程	—
Jin 等（2016）	信息采纳意愿	信息质量、情感支持、来源可靠性、提供者的竞争程度和接收者的参与程度	双重加工理论
Bae 和 Yi（2017）	用户对性传播疾病答案的偏好	数字信息、社会规范、乐观信息和损失框架、特色专业知识、参考资料和其他网站的链接	
Swar 等（2017）	医疗健康信息搜索	感知信息过载、负面影响、抑郁症状、特质焦虑和特质愤怒	信息处理理论、计划行为理论
张悦和张云秋（2017）	健康信息搜索行为	认知风格	—
张敏等（2018）	诊疗信息求助行为	求助自我效能、求助经验、健康信息素养、感知有用性、感知易用性、感知隐私风险、平台信任、社会容忍度、信息准确性、信息相关性和信息及时性	信息生态理论
Fan 和 Lederman（2018）	信息采纳	感知信息可靠性、感知医疗状态相似性、感知价值相似性、熟悉度、感知同情心、情感信任和认知信任	信任理论
Yi（2018）	最佳答案选择	认知因素（专业知识、可读性、风险、经验和社会规范）和情感因素（同理心、积极感觉、消极感觉、乐观信息和悲观信息）	—
张敏等（2019）	诊疗信息求助行为	感知支付障碍、感知行为障碍、感知非便利性、感知可替代性、感知信息相关性、感知信息即时性、感知信息准确性、感知线下支持无效性、感知线上资源有效性、求助意愿、求助行为和健康求助依恋	推拉理论、创新传播理论、技术接受理论、依恋理论
Peng 等（2020）	感知答案有用性	语言具体性、情感强度和疾病敏感性	内容-环境一致性

作者	因变量	影响因素	理论
Zhang 等（2020）	医生回复采纳	论证质量（易懂性、相关性、完整性、客观性、及时性和结构化）、来源可靠性（医生线上经验和医院位置和等级）和用户参与程度	双重加工理论
Jin 等（2021）	分享意愿、采纳意愿	来源可靠性、内容可信度和机构公信力	—
Zhou（2021）	信息采纳意愿	论证质量、共同语言、来源可靠性、情感支持和自我效能	详尽可能性模型、信息采纳模型

2.2.3　选项评估阶段个体行为相关研究

在选项评估阶段，消费者对所有可选商品或服务的功能、价格和质量等方面进行评估筛选，希望最终能够选择一种消费者自认为"足够好"或"满意"的产品或服务，并对选择的产品或服务形成购买意愿（Chen et al.，2017；Erdil，2015；Lin et al.，2019；Moon et al.，2008；王墨涵，2015）。相较于传统选项评估过程，在在线平台上，消费者对可选商品或服务的评估筛选过程可以依靠的信息更加全面。一方面，在线平台充分展示了关于产品或服务的全部信息，并且呈现的方式具有多样性，如文字、图片和视频等。另一方面，在线平台上显示了来自其他已购买过该商品或服务的消费者发布的在线评价信息，对消费者做出购买决策起到了重要的辅助作用。由于在在线平台上消费者不能直接面对面接触实物进行质量检查，消费者更需要对可选商品或服务进行充分的了解，以免做出不满意的决策。因此，选项评估阶段的消费者行为包括消费者购买（或者采纳）意愿的形成、购买产品或服务的选择（Chiu et al.，2019；Gupta and Harris，2010；Kim and Krishnan，2015；Xu and Jin，2020）等。

在线医疗社区为患者提供了一个向医生咨询的渠道，患者通过评估筛选在线医疗社区的医生选项，最终选择一个合适的医生咨询。选项评估阶段患者行为及其影响因素的相关研究见表2-2。患者的主要行为包括咨询意愿和咨询选择（Cao et al.，2017；Lu and Wu，2016；Yang et al.，2015）。通过访问在线医疗社区，患者可以获取搜索疾病类型下的所有医生列表，以及各个医生选项的初始信息（如姓名、医学职称、工作地点、推荐热度、擅长领域等）。患者通过浏览初始信息对医生进行初步评判并决定是否访问医生的个人网站。如果患者对某医生有咨询意愿，就会访问该医生个人网站以获取更多信息。反之，如果患者对某医生没有进一步了解的意愿，就不会进入该医生的个人网站（Chen et al.，2020；Yang et al.，2015）。患者在进入有咨询意愿的医生个人网站后，能获得除初始信息以外更加全面的信息，如医生在线行为信息、患者评价信息、访客数量和患者数量等。最后，患者根据获得的所有信息对医生做出评估，产生咨询意愿。

表 2-2　选项评估阶段患者行为及其影响因素研究

作者	因变量	影响因素	理论
Yang 等（2015）	选项评估	患者访问数量、系统生成信息和患者生成信息（感谢信和电子礼物）	信号理论、服务质量理论
Lu 和 Wu（2016）	咨询选择	医生治疗结果、医生态度和疾病风险	服务质量理论
Cao 等（2017）	咨询意愿	医生服务质量、eWOM（投票热度和感谢信）、患者疾病知识和疾病风险	详尽可能性模型、服务质量理论
Li 等（2019）	医生选择	医生人际交往能力、专业技能能力和性别	服务质量理论
Li、Ma 和 Song（2019）	咨询选择	医生在线评分、医生积极性、医生专业资历和医院排位	—
陆泉等（2019）	择医行为	医生线下名誉、医生线上口碑、医生贡献价值、医生服务质量、医生服务价格和医生热度	消费者信任理论、消费者感知理论
Yang 等（2020）	医生选择	专业状况、服务反馈和疾病严重程度	信号理论
Chen 等（2021）	咨询选择	医生的登录行为、在线评论和线下地位	信号理论、服务质量理论
Chen，Guo 和 Wu（2021）	患者选择	医患社会关系和医患知识关系	—

2.2.4　购买（咨询）决策阶段个体行为相关研究

在购买（咨询）决策阶段，消费者根据选项评估阶段的结果选择一个最偏好的方案并做出购买决策，对有购买意愿的商品或服务做出实际购买或者放弃购买的决策。在这个过程中，消费者可能会受到第三方态度的影响，如其他消费者的意见或者一些意外因素。消费者对商品或服务选项的筛选直接决定了购买决策的质量，并且最终会转化为企业或零售商所售商品或服务的销量。与传统购买决策阶段的消费者行为不同，消费者会选择零售商提供的购买渠道和付款方式，完成购买的手续以及等待商品的配送等。因此，购买（咨询）决策阶段的消费者行为主要包括消费者对购买方式选择（Singh and Jang，2020；Singh and Swait，2017）、付款方式选择（Wu，Deng，and Cui，2020；杨水清等，2011）以及产品或者服务采纳（或者购买）决策（Lin et al.，2019；McLean et al.，2020；Waluya et al.，2019）等。

其中，消费者对产品或者服务的采纳行为分为初始采纳（也叫"首次采纳"）和后采纳（也叫"持续采纳"）两种。初始采纳是指消费者对产品或者服务的初次使用，后采纳是指消费者对产品或者服务的持续使用（Zhou，2011）。对于产品或者服务的供应商来说，初始采纳意味着消费者的获取，将潜在的消费者转化为实际消费者；后采纳意味着消费者的留存，将现有消费者转化为忠实消费者。这两种采纳行为已经得到了学者的广泛关注。其中，一个研究方向是对后采纳行为及其影响因素的研究（Li and Liu，2014；Oliveora et al.，2021；Osatuyi and Qin，2018）。例如，Li 和 Liu（2014）关注了消费者对在线旅游服务的后采纳意愿，研究结果表明，感知有用性正向影响持续采纳意愿（也就是后采纳意愿），并且持续采纳意愿与感知有用性共同正向影响消费者的口碑行为。Oliveora 等（2021）关注了消费者对共享经济的后采纳意愿，研究结果表明，消费者使用和持续采纳共享经济可以用内在动机与外在动机的协同作用进行解释。另一个研究方向是对初始采纳行为和后采纳行为及其影响因素的对比研究（Mclean et al.，2020；Yang et al.，2012）。

例如，Mclean 等（2020）关注了消费者对移动商务应用的初始采纳意愿和后采纳意愿，通过对比两个阶段的影响因素，发现在后采纳阶段，消费者对移动商务应用的态度对购买频率、品牌态度和品牌忠诚度有较大影响。Yang 等（2012）关注了消费者对移动支付服务的初始采纳意愿和后采纳意愿，研究结果表明，行为信念结合社会影响和个人特征均是移动支付服务采纳与使用的重要决定因素，但其对行为意向的影响在不同阶段存在差异。

在购买（咨询）决策阶段，患者根据有咨询意愿的医生提供的咨询方式，选择某一种向医生咨询。购买（咨询）决策阶段的患者行为研究，包括患者咨询方式的选择（Li et al.，2019；Liu et al.，2019；Xing et al.，2020）、患者满意度（Chen et al.，2020；Liu et al.，2020；Yang et al.，2015）和患者持续咨询意愿（Li et al.，2021；Yang et al.，2019）等，见表 2-3。不同于传统的、单一的和面对面的咨询方式，在线医疗社区提供了以专家为核心的线上医疗服务，主要运营模式分为咨询服务和"预约转诊"服务两类，其中，咨询服务的主要形式有图文咨询、电话咨询、私人医生服务和专家团队服务（Wu and Lu，2017），医生和患者通过问答的方式进行交流；在线医疗社区还免费提供"预约转诊"特色服务（Li et al.，2019），允许患者直接向医生提交病情，预约门诊加号，到医生工作的医院和科室就诊，与医生面对面交流（马骋宇，2016）。与购买决策阶段的消费者行为研究相似，购买（咨询）决策阶段的患者需要决定以何种方式向有咨询意愿的医生咨询，也就是咨询方式（渠道）的选择，如图文咨询、电话咨询、线下咨询，或者使用"预约转诊"服务从线上咨询扩展到线下咨询。例如，Li 等（2021）关注了患者通过在线医疗社区的"预约转诊"功能从线上咨询拓展到线下咨询的行为，将在线健康信息分为主观信息和客观信息。结果表明，高质量的主观健康信息和客观健康信息会促使患者从线上医疗服务扩展到线下医疗服务，并且主观信息对患者决策的影响排挤了客观信息的影响。此外，购买（咨询）决策阶段涉及医生与患者之间的在线交互，患者向有咨询意愿的医生描述自身疾病，医生根据患者的情况提供可行的治疗建议。因此，在在线医患交互过程中，医生的表现会影响患者满意度，也会影响患者持续咨询意愿。例如，Yang 等（2015）基于服务质量理论从交互质量和交互频率两个维度衡量医生的交互质量，结果表明，医生的回复速度和医患交互频率会影响患者的满意度。

此外，在线医疗社区还为患者提供了一种在线随诊服务，使得已经在线下医院接受过医生医疗服务的患者能够在在线医疗社区中找到同一个医生，上传检查报告和诊疗记录等，以便获得后续的、进一步的诊断治疗，而不需要再到医院就诊（Li et al., 2021）。这也是对医生服务后采纳的体现，是患者对一个医生医疗服务的持续采纳。但是，相较于对在线医疗服务初始采纳的研究，目前对在线医疗服务后采纳的研究还很匮乏。例如，Li 等（2021）关注了在线医疗社区的在线随诊服务，研究表明，医生医疗服务的技术质量、人际关系质量和电子口碑对患者在线随诊服务的采纳意愿有积极影响，高隐私疾病和私人医生服务显著调节医生医疗服务的技术质量或电子口碑与患者在线随访服务采纳意愿的关系。

表 2-3 购买（咨询）决策阶段患者行为及其影响因素研究

作者	因变量	影响因素	理论
Yang 等（2015）	患者满意度	医生回复速度和医患交互频率	服务质量理论
Li 等（2019）	线上咨询扩展到线下咨询	主观在线医疗信息和客观在线医疗信息	—
Liu 等（2019）	电话咨询	线上服务评论、线下服务评论和疾病风险	—
Yang 等（2019）	持续咨询意愿	医生回复速度、交互深度和服务内容	信任理论
Chen 等（2020）	患者满意度	患者积极性、信息支持、情感支持和疾病严重性	信息整合理论
Liu 等（2020）	患者满意度	医生语速、医生声音特征（语速和平均频谱质心）和专业资历	—
Xing 等（2020）	线下咨询	医生表现、感知公平、服务质量、满意度和在线咨询意愿	公平理论、服务质量理论

作者	因变量	影响因素	理论
Li 等（2021）	后采纳服务意愿（在线随诊服务采纳意愿）	技术质量、人际关系质量、电子口碑、高隐私疾病和私人医生服务	详尽可能性模型

2.2.5 购后（咨询）反馈阶段个体行为相关研究

在在线决策过程中，消费者在购买后会对购买的产品或服务进行反馈。电子商务的发展为消费者提供了反馈系统，消费者可以在购物网站或评论网站上对自己购买、使用的产品和服务，发表有关产品或服务特点、使用经验以及感受等方面的评价和意见。消费者在完成交易后，在该平台上就商家提供的商品或服务进行评价，就消费过程进行描述或就消费感受进行评价。购后（咨询）反馈阶段的消费者行为包括消费者对所购产品或者服务的评价意愿和评价方式。例如，Tong 等（2013）采用动机理论和目标达成的观点分析了影响消费者评价意愿的动机因素和抑制因素。研究发现，消费者评论贡献意愿受到以下几个因素的影响：其他消费者获得的感知满意度、影响企业获得的愉悦感、自我提升的概率和执行成本。王斌等（2015）整合社会心理学中的互惠理论、利他行为理论和信任理论，研究发现，对在线评论真实性的信任程度、利他行为对消费者在线评论具有显著影响，互惠心理具有调节作用。Chiu 等（2019）研究了不同国家消费者的评价行为差异，发现美国和中国消费者在电影评论方面存在差异，美国消费者倾向于提交极端的电影评论，而中国消费者倾向于提交温和的电影评论，中国电子口碑的差异小于美国。

大多数在线反馈体系主要由评分和评论两部分构成（Trehan and Daluiski，2016）。评分主要包括好、中、差等级评价，1 星级至 5 星级评价等。评论主要包括印象标签选择、文字描述和图片展示等。通过平台的反馈机制，消费者反馈的具体内容和呈现方式与其他消费者基本相同（章政、郑天涯，

2019）。目前，对消费者评价方式的研究主要是在线评分（Geetha et al.，2017；He et al.，2020；Li et al.，2019），对消费者文本评论行为的研究还较少（Li et al.，2020）。然而，与结构化形式的评分相比，非结构化形式的文本评论是一种消费者生成内容（Zhang et al.，2016），可以更加详细地反映消费者的消费体验和感知（Xu and Li，2016）。通过分析文本评论，特别是文本评论的语言特征，能够提供比探究消费者一般体验和总体满意度更加深入的见解，如评论情感（Baek et al.，2020）和评论长度（Xu et al.，2020；Zhao et al.，2019）。例如，Li 等（2020）关注了在线评论的情感特征和长度，研究发现，评论失验会影响嵌入在评论中的消费者情绪反应；评论失验的消费者倾向于付出更多的评论努力度，表现为撰写更长的文本评论；相较于正面评论失验的影响，负面评论失验的影响更显著、更强。Zhao 等（2019）也关注了消费者在线文本评论的情感特征和长度，研究发现，在线文本评论中消费者的情绪极性越高，他们的总体满意度越高；而撰写的文本评论越长，消费者的满意度越低。

与其他网站相同，在线医疗社区也为患者提供了反馈系统。经历过医生服务的患者对于医生的服务质量有了一个充分的了解，在平台上进行反馈。购后（咨询）反馈阶段患者行为及其影响因素研究如表 2-4 所示，包括患者分享治疗经验（Wu and Lu，2016）和评论行为（Liu et al.，2020；曾奕侨等，2017；王浩等，2018）等。在在线医疗社区中，患者的反馈内容为个人的就诊和治疗经历与主观评价，即共享个人体验和知识。一方面，这些反馈信息为其他患者提供了判断医生服务质量的依据，帮助患者减少与医生之间的信息不对称，降低感知风险。例如，Yang 等（2015）研究发现，除了在线医疗社区的系统生成信息，患者反馈的信息——患者生成信息，也是患者选择医生就诊的重要依据，对患者的选项评估和购买（咨询）决策有正向影响。Chen 等（2021）研究表明，在在线医疗社区中，医生得到的患者评论数量是判断其服务结果质量的依据，对患者选择合适的医生咨询有积极影响。另一方面，患者的反馈信息帮助医生建立自己的在线名誉，并且获得相应的社会回报和经济回报（Guo et al.，2017）。然而，过去关于在线医疗社区患者评论大多数是对其作用的研究（Chen et al.，2021；Han et al.，2019；Li et al.，2019；Yang et al.，2015），对患者如何撰写评论的研究相对较少。

表2-4　购后（咨询）反馈阶段患者行为及其影响因素研究

作者	因变量	影响因素	理论
Wu 和 Lu（2016）	分享治疗经验	医生名誉、医生同事名誉	品牌扩展理论、竞争与合作理论
曾亦侨等（2017）	评论总量	医生名誉（医疗水平和服务态度）、医院名誉（医院打分）	—
王浩等（2018）	评论总量	医生开通个人网站	—
Liu 等（2020）	评论效价	医生提供在线医疗咨询服务、医生等级	—

2.2.6　研究评述

1. 信息搜索阶段个体行为相关研究评述

信息采纳行为是信息搜索阶段关于消费者行为的一个主要研究方向，也是信息搜索阶段关于患者在线行为的一个主要研究内容。首先，现有关于用户健康信息采纳行为的研究背景主要集中在社会问答社区的医疗版块、医学问答社区和在线患者社区等，但是仍缺少对在线医疗社区健康信息采纳的研究。与其他在线社区的健康信息提供者不同，在线医疗社区的健康信息提供者是拥有专业技术和知识的医生，这使在线医疗社区中的健康信息特征和信息提供者特征有所不同。这为本书第3章在线医疗社区患者信息采纳行为及其影响因素研究提供了方向。其次，现有健康信息采纳的大多数研究表明，健康信息特征和信息提供者特征是影响用户健康信息采纳意愿的重要因素，但是未考虑这两者之间交互作用对健康信息采纳的影响。本书将在已有研究的基础上，关注在线医疗社区用户健康信息采纳，扩展现有的健康信息采纳模型，联合分析健康信息特征、信息提供者特征和用户特征，以及它们之间的交互作用对患者健康信息采纳的影响。

2. 选项评估阶段和购买（咨询）决策阶段个体行为相关研究评述

首先，用户对产品或服务的采纳可以分为初始采纳和后采纳，相关研究方向一个是对后采纳及其影响因素的研究，另一个是对初始采纳和后采纳及其影响因素的对比研究。相比较而言，对后者的研究明显少于对前者的研究，特别是对医疗健康领域的研究。这为本书第 4 章在线医疗社区患者服务采纳及其影响因素研究提供了方向。其次，现有的患者服务方式选择的研究主要是电话咨询和线下咨询，在线医疗社区还为患者提供了在线随诊服务，即患者在线下医院治疗后可以在在线医疗社区找到相应的医生进行进一步会诊，属于医疗服务的后采纳行为。这为本书第 4 章研究患者后采纳服务提供了测量方法。最后，关于现有患者服务采纳主要是初始采纳服务的研究，对后采纳服务的研究较少，尤其缺少两种采纳服务的对比研究。此外，过去的选项评估阶段和购买（咨询）决策阶段的研究表明，在在线医疗社区中，关于服务质量的在线健康信息是患者在线决策的重要参考依据。本书关注在线医疗社区患者服务采纳行为，将在线医疗社区的患者服务采纳分为初始采纳和后采纳两个阶段。在已有患者在线决策的研究基础上，本书通过收集在线医疗社区用户采纳数据和在线交互内容，从不同角度测量服务质量，对比分析患者初始采纳服务和后采纳服务的影响因素。

3. 购后（咨询）反馈阶段个体行为相关研究评述

根据对在线决策过程中购后（咨询）反馈阶段的描述，该阶段消费者行为包括消费者的评价意愿和评价方式选择。消费者的评价方式有两种，一种是结构化的评分，另一种是非结构化的文本评论。相较于评分，分析文本评论，特别是文本评论的语言特征（如情绪和评论长度），能够对消费者的体验和满意度有更加详细的了解。目前，对消费者评分的研究明显多于对文本评论的研究，特别是对医疗健康领域的研究。这为本书第 5 章在线医疗社区患者评论撰写行为及其影响因素研究提供了方向。另外，与购买反馈阶段消费者行为研究相似，对购后（咨询）反馈阶段患者行为的研究主要是患者分享治疗经验和评分及其影响因素，缺少对患者评论形成过程的研究，包括评论背后的动机以及具体的评论行为。本书关注在线医疗社区的患者作为评论作者的在线评论行为，也就是评论撰写行为，参考现有消费者购买反馈阶段的评论撰写行为研究，从患者情绪反应和评论努力度两个角度分析患者评论撰写行为。

2.3 网站转化率相关研究

2.3.1 网站转化率定义

网站转化率是一种度量，被定义为采取或完成期望操作的网站访问者的百分比。通过测量访问者的百分比，可以衡量网站做得好坏程度，而不考虑流量水平。转化率因网站而异，测量方法也尚未标准化。参考 Jackson（2004）对网站转化率的定义，本书给出电子商务网站、内容型网站和服务型网站三种类型网站转化率的定义，如下所述。

1. 电子商务网站转化率

电子商务网站，是指可以实现消费者网上购物、商户网上交易和在线电子支付等相关综合活动的网站。电子商务网站区别于其他类型网站的主要特点是网上交易，即商品或者服务的在线买卖（陶冶、牛西，2016）。按交易参与方的类型，电子商务网站可以分为 3 种：第一种是 B2B（Business-to-Business）电子商务网站，即商业对商务，或者说企业间的电子商务网站，也就是企业与企业之间通过互联网技术进行产品、服务及信息交换的网站，国内的代表性网站有阿里巴巴、百度爱采购和中国制造等；第二种是 B2C（Business-to-Customer）电子商务网站，即企业对消费者的电子商务网站，一般以网络零售业为主，主要借助互联网开展在线销售活动，国内的代表性网站有天猫商城、京东商城和苏宁易购等；第三种是 C2C（Customer-to-Customer）电子商务网站，即消费者与消费者之间进行产品、服务及信息交换的电子商务网站，例如，一个消费者通过网络交易将一台计算机出售给另一个消费者，国内代表性网站有淘宝网、拍拍网和咸鱼网等。

近年来，我国网络购物市场交易规模快速扩大，电子商务逐渐成为资本市场投资新宠。为有效地开展电子商务，需要对其绩效进行评价。常用的电子商务绩效评价指标有网页点击次数、页面浏览次数、用户黏性和网站转化率等，目前讨论最多的是网站转化率。Jackson（2004）认为，电子商务网站转化率是指直接从电子商务网站购买产品或者服务的访问者占网站总访问者的百分比。成功的转化者是那些被网站引导去购买网站产品或者服务的访问者。

市场调研报告显示，电子商务网站绩效较低，平均网站转化率不足 3%。因此，如何有效提高网站转化率已成为电子商务网站管理者亟待解决的问题。例如，Ludwig 等（2013）以亚马逊网站为例，通过构建动态面板数据模型，发现积极情感内容对网站转化率的影响是不对称的，即消费者评论中积极情感内容增加越多，对后续转化率增加的影响就越小，但是评论中消极情感内容的变化不存在这种递减效应。陶冶和牛西（2016）以淘宝网为例，通过问卷调查的方法分析了电子商务网站转化率的影响因素，结果表明，提升网站品牌影响力、商品吸引力和消费者服务质量等是提高电子商务网站转化率的 3 个有效对策。Mcdowell 等（2016）采用回归分析的方法探讨网站特色与零售网站转化率之间的实证关系，结果表明，某些网站设计特征确实解释了将电子商务访问者转化为购买者的相当大的一部分差异。Gudigantala 等（2016）对"购买意愿与转化率""网站满意度与转化率""购买意愿与转化率"三者之间的关系进行理论化和实证检验，结果发现，购买意愿和网站满意度都对电子商务网站转化率有正向影响，并且网站满意度正向影响购买意愿。

2. 内容型网站转化率

内容型网站转化率，是指网站访问者的数量占网站总访问者的百分比，这些访问者注册网站是为了获得更多的信息，或者通过注册他们的详细信息成为社区的一部分（Jackson，2004）。因此，成功的内容型网站转化者是那些订阅了网站时事讯息，填写了联系表格，订阅了论坛，或者注册了并获得更多类似于引导生成网站信息的人。例如，Zhou 等（2013）关注了在线品牌社区的网站转化率，利用观察学习理论，调查了简单观看帖子如何影响访问者加入在线品牌社区的意图，发现浏览帖子能够带来信息价值和感知社会价值，反过来又会增加访问者参与社区的意愿。

3. 服务型网站转化率

服务型网站转化率，是指网站中消费者数量占访问者数量的比例，其中，消费者是指那些成功定位服务提供者希望他们发现的信息，例如，可下载的常见问题、正确的电子邮件地址或支持他们正在寻找的答案（Jackson，2004）。例如，Cezar 和 Ögüt（2016）关注了酒店住宿领域的服务型网站转化率，从消费者评论、推荐和系统的排名顺序分析在线酒店预订转化率。结果表明，在搜索列表中的高排名、高推荐数量和高位置评分对转化率有显著的正向影响，而服务评分和星级评分对转化率的影响并不显著；客房价格和酒店规模与转化率呈负相关关系。但是，目前还没有研究关注医疗健康领域的服务型网站。

在在线医疗社区中，访问医生个人网站是患者在线决策过程中的一个重要阶段，是将医生个人网站的访问者转化为消费者的前提条件，见图 2-2。医生个人网站中访问者的数量表明已经有这么多的潜在患者浏览过医生个人网站中的信息，而消费者的数量表明医生已经为这些数量的患者提供过医疗服务。也就是说，该医生个人网站访问者已经被成功转化为其患者。医生个人网站转化率越高，意味着选择该医生医疗服务的患者越多，该医生获得的社会回报和经济回报也越多（Guo et al.，2017），这与在线医疗社区的效率密切相关。因此，本书认为，在线医疗社区转化率等同于医生个人网站转化率，即医生个人网站中选择医生服务的患者占访问者的比例。

2.3.2 网站转化率影响因素

通过对现有的网站转化率研究总结发现，影响网站转化率的因素主要包括网站因素、产品或者服务因素、提供者因素和消费者因素。

1. 网站因素

过去的研究表明，网站设计和功能，如下载速度、信息个性化、信息相关性、导航易用性、订购易用性、产品比较的易用性和网站可靠性（Lepkowska-White，2004）等对网站转化率均有影响。Ayanso 和 Yoogalingam（2009）的研究发现了与网站转化率相关的一组基本功能，这组基本功能对网站转化率和每月访问率的影响显著不同，如关键字搜索、方法产品视图和新产品推荐等。

2. 产品或者服务因素

通常，商品或者服务的品种、质量和价格是消费者光顾网站的重要决定因素，也是网站转化率的影响因素（Lepkowska-White，2004）。此外，Di Fatta 等（2018）的研究还表明，产品的免运费、免费退货服务、折扣政策和季节性甩卖都可以提升中小型企业网站转化率。

3. 提供者因素

产品或者服务提供者的特征也是网站转化率的重要影响因素。例如，Geng 等（2008）的研究表明，产品提供者的名誉和积极反馈对在线拍卖网站的销量及转化率有积极影响；Lepkowska-White（2004）认为，在线个人信息的隐私性和安全性与网站转化率相关。

4. 消费者因素

现有的研究表明，除了消费者年龄和教育水平，消费者评论的内容和情感（Ludwig et al.，2013）、对购物的兴趣程度、时间压力、价格敏感程度和互联网经验（Lepkowska-White，2004）等均对网站转化率有影响。例如，Ludwig 等（2013）的研究表明，在电子商务网站中，消费者撰写评论的内容和情感均对网站转化率有影响，积极情感内容对网站转化率的影响是不对称的，消费者评论中积极情感内容越多，对后续转化率增加的影响就越小，而评论中消极情感内容的变化则不存在这种递减效应。此外，积极情感线索的变化和增加与产品兴趣组的典型语言风格的一致性直接并共同提高转化率。

2.3.3 研究评述

网站转化率，是指网站中消费者所占访问者的比例，与网站利用效率密切相关。首先，现有关于网站转化率的研究大多数集中于电子商务网站和内容型网站，缺少对服务型网站转化率，尤其是医疗健康领域的服务型网站转化率的研究。这为本书第6章在线医疗社区医生个人网站转化率及其影响因素研究提供了方向。其次，现有关于网站转化率及其影响因素的研究表明，网站、产品或服务、提供者以及消费者等是网站转化率的主要影响因素。这为本书提出可能影响在线医疗社区转化率的因素提供了参考。参考 Jackson（2004）对服务型网站转化率的定义，本书结合患者在线决策过程特点，在现有网站转化率的研究基础上，将给出在线医疗社区转化率的定义。结合在线医疗社区中信息的来源，从系统、医生和患者3个方面探究在线医疗社区转化率，从而更加全面地认识在线医疗社区的访问者转化为消费者的行为动机及其影响因素。

2.4 相关理论基础

通过对上述个体在线决策过程和网站转化率相关研究进行总结和评述，本书关注信息搜索阶段的患者信息采纳行为、选项评估阶段和购买（咨询）决策阶段的患者服务采纳行为、购后（咨询）反馈阶段的患者评论撰写行为，以及在线医疗社区转化率及其影响因素。这些研究问题与双重加工理论、信息采纳模型、期望-失验理论和服务质量理论密切相关。下面对这几个相关理论进行详细介绍。

2.4.1 双重加工理论

James（2004）提出了双重加工理论（Dual-process theory），认为人类有联想和推断两种不同的认知方式。随后，双重加工理论在信息处理研究领域得到了广泛应用和扩展，用来解释个体对信息的处理、评估及采纳等行为。双重加工理论对个人如何处理信息、建立信息效度评估以及如何形成决策结果进行了全面讨论（Eagly and Chaiken，1993）。正如 Moscowitz 等（1999）强调的，双重加工理论引发的"二元性"表明：①人们在建立信念和决策时，可能会付出大量的努力；②人们在观察世界时，可能会付出很少的认知努力，并依赖启发式。详尽可能性模型（Petty and Cacioppo，1986）和启发式-系统式模型（Chaiken，1999）是双重加工理论中最常用的两个信息处理模型，这两个模型在解释个体的信息处理策略上提出了类似的机制。

详尽可能性模型认为，人们在处理信息时有两条认知路径：中心路径和外围路径。中心路径的线索，也就是中心线索，是指与用户决策密切相关的内容，如内容的相关性、及时性、完整性和准确性等；外围路径的线索，也就是外围线索，是一些简单的线索，如信息来源和时效性等。详尽可能性模型认为，个体心理加工过程决定了用户采取哪种路径的可能性大小，也就是说，个体对信息内容的认知动机和能力决定了中心路径与外围路径在决策过程中的相对权重（Petty and Cacioppo，1986）。通常，高认知动机和能力水平的用户关注信息本身的内容，通过详细、周全地评估信息内容判断消息有效性，更加倾向于采取中心路径；低认知动机和能力水平的用户往往依靠外围路径，也就是借助信息内容之外的线索衡量信息的有效性。

启发式-系统式模型认为，个体的认知过程包括启发式和系统式。其中，启发式认知过程与详尽可能性模型的外围路径相似，是指用户通过一些启发式规则判断信息的有效性；系统式认知过程与详尽可能性模型的中心路径相似，是指个体对信息内容本身进行加工处理，从而判断信息有效性，如"最小认知努力原则"（Principle of least cognitive effort），但是这些规则与信息本身无直接关系（Chaiken，1999）。

详尽可能性模型和启发式-系统式模型均扩展了用户的信息加工过程，认为个体的认知动机和能力决定了用户对信息加工的详尽程度（金家华，2015）。如果用户具有高水平的动机或能力，则更倾向于采取中心路径和系统式处理，详尽地考虑与所判断事物直接相关的线索；如果用户具有低水平的动机或者能力，则更愿意采取外围路径和启发式处理，通过一些外围线索形成对事物的看法或者态度，而不需要做出较大的认知努力（Petty and Cacioppo，1986）。

正如在线社区中包含大量关于产品或者服务的信息，在线医疗社区也包含着很多线索，帮助患者了解医生的医疗技术和服务，如医生的职称、自我介绍、与患者的交互记录，以及其他相关的外围线索。在互联网上寻求健康信息和医疗服务的人往往缺乏这方面的专业能力，并且时间和精力都有限。过去，已经有研究基于详尽可能性模型探索患者如何处理在线医疗社区中的在线健康信息，从而选择合适的医生就诊，见表2-2、表2-3。例如，Cao 等（2017）基于详尽可能性模型和服务质量理论，将服务质量作为中心线索，将电子口碑作为外围线索，探究服务质量和电子口碑对患者购买（咨询）决策的影响，以及疾病严重性和疾病知识的调节作用。研究结果表明，服务质量和电子口碑均对患者购买（咨询）决策有正向影响，疾病知识增强了服务质量的影响，疾病风险和疾病知识减弱了电子口碑的影响。Li 等（2021）基于详尽可能性模型和服务质量理论，将医生医疗服务的技术质量和人际关系质量作为中心线索，将电子口碑作为外围线索，研究技术质量、人际关系质量和电子口碑对患者在线随诊服务采纳意愿的影响。研究结果表明，医生的技术质量、人际关系质量和电子口碑均对患者在线随诊服务采纳意愿有正向影响，高隐私疾病和私人医生服务显著地调节技术质量、电子口碑与患者采纳意愿之间的关系。

本书第 3 章将分析患者如何在在线医疗社区中采纳健康信息。疾病严重性是一个重要的用户特征，已经被证明作为一种动机因素影响患者决策，通常高疾病严重性的患者依赖中心线索，低疾病严重性的患者依赖外围线索，也会影响患者健康信息采纳的决策。因此，双重加工理论为在线医疗社区患者信息采纳及其影响因素的研究提供了理论支持。

本书第 4 章将对比分析影响在线医疗社区患者初始采纳服务和后采纳服务的影响因素。患者在服务采纳的过程中，需要审查在线医疗社区中的在线健康信息，信息加工的过程包括中心路径和外围路径。参考过去的研究，中心线索是关于医生服务质量的在线健康信息，外围线索是医生的电子口碑。因此，详尽可能性模型可以作为分析在线医疗社区患者服务采纳行为及其影响因素的基础理论。

2.4.2　信息采纳模型

采纳描述的是用户在初次进行某种活动时经历的决策过程，信息采纳则描述的是用户被接收到的信息说服，从而接受信息中的观点或者主张的过程。Sussman 和 Siegal（2003）通过整合详尽可能性模型和技术接受模型，提出了初始的信息采纳模型，如图 2-3 所示。这个模型将信息对用户决策的影响过程看作信息采纳过程，用于解释个体如何采纳信息并进而改变他们的意愿和行为。这个模型表明：①感知有用性在信息影响过程中起到中介作用;②论证质量（Argument quality）和来源可靠性（Source credibility）是信息有用性形成的两个前因，前者是中心线索，后者是外围线索，两者均通过影响信息有用性影响信息采纳。

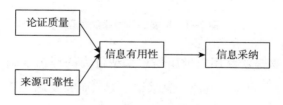

图 2-3　初始的信息采纳模型

详尽可能性模型认为，个体的认知动机和能力会影响用户对信息的详尽加工水平（Petty and Cacioppo，1986），而且只有在两者的共同作用下才能达到较高的详尽加工水平。在初始的信息采纳模型基础上，Sussman 和 Siegal（2003）又加入了信息接收者的专业知识（Recipients' expertise）和参与度（Recipients' involvement）作为调节变量，影响论证质量和来源可靠性与信息有用性之间的关系，扩展的信息采纳模型如图 2-4 所示。在这个信息采纳模型中，一方面，信息接收者拥有的专业知识通过个体的处理能力改变了对信息加工的详尽程度，也就是说，信息接收者对主题的先验知识和理解水平越高，他们对信息的思考程度越深，从而对论证质量的详尽加工可能性越大，对来源可靠性的依赖越少（Ratneshwar and Chaiken，1991）。另一方面，信息接收者的主题参与度越高，对论证质量进行详尽加工的可能性越大；零参与度的信息接收者则不太可能对论证质量进行详尽加工，反而更依赖外围线索（Stamm and Dube，1994）。因此，信息接收者的专业知识和参与度能够调节论证质量与信息有用性之间的关系，以及来源可靠性与信息有用性之间的关系。

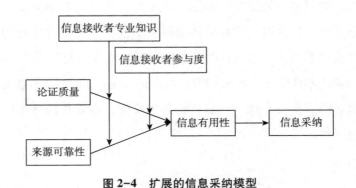

图 2-4　扩展的信息采纳模型

信息采纳模型是研究用户健康信息采纳行为的理论基础，见表 2-1。例如，Jin 等（2016）提出了健康信息采纳模型，研究发现，健康信息中的信息质量、情感支持是用户采纳健康信息的中心线索，来源可靠性是健康信息采纳的外围线索，并且提供者的竞争程度和接收者的参与程度调节中心线索、外围线索对采纳的影响。Zhang 等（2020）基于信息采纳模型，将论证质量（易懂性、相关性、完整性、客观性、及时性和结构化）确定为中心线索，将来源可靠性（医生线上经验和线下资历、医院位置和等级）确定为外围线索，将用户参与程度作为个体动机因素，研究它们对用户健康信息采纳的影响作用。Zhou（2021）基于信息采纳模型研究了患者健康信息采纳行为，结果表明，信息采纳意愿受到中心线索——论证质量、外围线索——来源可靠性和情感支持的影响，自我效能感调节中心线索和外围线索对采纳意愿的影响。

本书第 3 章将分析患者如何在在线医疗社区中采纳健康信息。在线医疗社区的健康信息是由医生提供的，健康信息特征和医生特征可以分别用来衡量论证质量及来源可靠性，将共同影响患者健康信息采纳决策。因此，信息采纳模型为在线医疗社区患者信息采纳及其影响因素的研究提供了理论支持。

2.4.3　期望-失验理论

期望-失验理论是由 Oliver（1976）、Oliver 和 Desarbo（1988）提出的，由认知失调理论在社会心理学领域扩展而来。期望-失验理论描述了用户对产品或者服务使用观点形成的整个流程，包括从使用前初始期望的形成，经过实际体验，将初始期望与实际体验进行对比，到使用后观点的形成（Poister and Thomas，2011）。

期望-失验理论主要涉及 4 个构念：期望、绩效、确认和满意度，它们之间的关系如图 2-5 所示。期望-失验理论的初步模型是由 Oliver（1976）提出的，他指出期望-失验理论模型是一个两阶段模型，包括消费前阶段和消费后阶段。用户对产品或者服务的使用观点是由消费前阶段的期望和态度，以及消费后阶段的失验和满意度共同决定的。

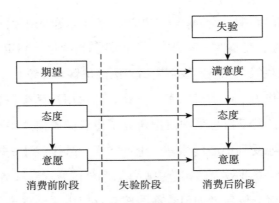

图 2-5　Oliver 提出的期望-失验理论

Churchill 和 Surprenant（1982）在 Oliver（1976）提出的期望-失验理论模型基础上进行了扩展，也就是目前被学者广泛采用的期望-失验理论，如图2-6 所示。该理论显示，期望会对感知绩效产生影响。其中，期望为使用前因素，感知绩效、失验和满意度为使用后因素。当感知到的产品或者服务绩效刚好满足消费者的期望时，消费者的期望就得到了确认，体验到的是无差异的产品或者服务。但是，当感知到的产品或者服务绩效与消费者的期望不匹配时，就产生了失验。失验，是指使用前阶段的初始期望与使用阶段的感知绩效之间的不匹配程度，分为正面失验和负面失验。正面失验，是指实际感知绩效高于初始期望；负面失验，是指实际感知绩效低于初始期望。失验以及初始期望共同决定了用户对产品或服务的满意度，以及用户之后的行为，包括是否继续使用该产品或服务。因此，在期望-失验理论中，失验以及满意度是两个自然发生的构念，而且期望-失验理论假定了两者会改变用户后续的行为意图。

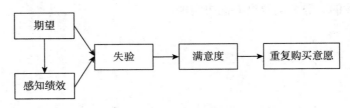

图 2-6　Churchill 和 Surprenant 提出的期望-失验理论

期望-失验理论已经被广泛应用于营销学、行为学、心理学以及信息学等方面的研究。例如，Zehrer 等（2011）在期望-失验范式的框架下，研究了网上发表旅游日志的感知有用性，并为网络环境下的信息反馈行为提供了研究思路。Lin 等（2018）基于期望-失验理论，探究在考虑时间影响的情况下，失验如何影响消费者期望与持续购买意愿之间的关系。此外，期望-失验理论还被用于研究在线评论行为。例如，Li 等（2020）基于期望-失验理论，研究了评论失验对消费者在线评论行为的影响，结果表明，评论失验会影响嵌入在评论中的消费者情绪反应和评论努力度。Nam 等（2020）基于期望-失验理论，探讨了消费者撰写电子口碑的影响因素，研究发现，两种不同类型的期望-失验会影响消费者撰写电子口碑，满意度和消费者的个人特征也是如此。

本书第 5 章将分析在线医疗社区患者如何撰写在线评论以及背后的动机。服务质量是患者咨询前阶段（服务质量期望）和咨询后阶段（服务质量感知）始终关注的问题，两者的差异（服务质量失验）决定着患者满意度，从而影响患者在在线评论上写什么以及如何写。因此，期望-失验理论可以解释在线医疗社区患者评论撰写行为及其影响因素。

2.4.4 服务质量理论

服务质量一直被视为一种战略工具，使企业能够在竞争激烈的服务行业中与其他企业区分开来，是企业竞争力的重要决定因素（Parasuraman et al.，1985；Parasuraman et al.，1988）。随着消费者对高品质产品和服务的需求不断提升，服务质量和消费者满意度成为管理学研究的重点。Parasuraman 等（1985）认为，因为服务质量的无形性、异质性、不可分离性等特质，传统的质量概念不能直接用来衡量服务质量。第一，关于服务质量的无形性问题。大多数服务是无形的，因为服务提供的是一种行为和表现，而不是一种客观的物体。也正因为服务质量的无形性，公司与服务人员不能了解消费者感知到的服务质量和对于服务的评价。第二，服务是有差异的，尤其是在劳动密集型的环境中。不同服务者、不同产品、不同消费者和不同时间都会导致服务质量的不同。因此，服务提供者希望传递的服务和消费者接受到的服务不同。第三，服务的生产和消费是分离的，也正因为服务质量的分离性，服务质量很难达到服务提供者真正想要传递出的服务类型。

在购买产品时，消费者根据产品的风格、款式、触感等性质很容易判断出产品的质量。但是，在购买服务时，这样的有形感知不存在，消费者很难判断服务质量。Parasuraman 等（1985）、Parasuraman 等（1988）指出，在缺乏有形判断服务质量的情况下，消费者会根据其他线索判断服务质量。研究结果表明，在研究服务质量的时候，因为服务的特殊性质，不能仅衡量服务的结果，还应该研究服务的传递过程。因为服务生产和消费的分离性质，服务的传递过程会影响消费者的感知服务质量，所以研究服务质量，必须研究服务传递的过程。

服务质量的定义是用户对服务整体绩效或优势的判断，是消费者预期的质量和实际接收到的质量比较的结果。研究人员开发了服务质量模型（Service quality model）和服务质量量表（SERVQUAL）衡量服务质量和服务传递过程，这一理论也被广泛运用到服务质量的研究中。

在医疗服务领域，服务质量一般被定义为多维层次概念，不管是线上医疗服务还是线下医疗服务，常用来测量服务质量的模型有两种。

1. 二维服务质量模型

Grönroos（1984）最早界定和解释了服务质量，他认为服务质量包括技术质量（Technical quality）和功能质量（Functional quality）两个维度。

（1）技术质量，也称为"结果质量"（Outcome quality），主要是指消费者从服务中获得的相关结果，也就是接受服务后消费者实际获得的真实内容和实际结果。服务结果质量是消费者对于服务质量感知和评估的重要维度，一般由服务提供者的技术水平决定。例如，医生的医疗水平决定了治疗效果、律师的辩护能力决定了诉讼效果、程序员的编程内容决定了网站效率等。因此，消费者对于服务结果质量的感知和评估能够通过直接、客观的方式进行。

（2）功能质量，也称为"过程质量"（Process quality），主要是指消费者在服务传递和接收过程中感知到的质量。服务过程质量不仅与服务提供者特征和服务具体内容（如服务场所、服务提供者的态度和行为等）相关，而且与消费者的个人特征（如专业知识和能力、性格等）相关。服务的产生、传递和接收过程均对消费者的感知有影响，服务过程是评估服务质量的一个重要方面。服务提供者和消费者之间交互与服务的功能也有必要的联系。因此，服务过程质量也被认为是服务过程中与服务功能相关的质量。

2. 三维服务质量模型

Akter 等（2013）认为，医疗健康服务质量存在三个维度：系统质量（System quality）、交互质量（Information quality）和信息质量（Interaction quality）。

（1）系统质量。系统质量反映的是通信技术的质量（Delone and Mclean，1992；William and Ephraim，2003），是指任何电子平台在系统效率、系统可靠性和系统隐私方面的表现。因此，消费者对系统质量的感知由 3 个核心主题构成：系统可靠性、系统效率和系统隐私。

（2）交互质量。交互质量是指用户与服务提供者之间的人际沟通质量，反映了服务提供者在提供服务方面的专业知识、专业精神和能力（Parasuraman et al.，1988）。交互质量清楚地表明服务提供者识别和回应患者声明或未声明需求、兴趣、关注的能力，代表了服务质量的一个重要方面，是整体服务体验的重要组成部分。消费者对交互质量的感知由 3 个核心主题支撑：合作、信心和关心。

（3）信息质量。信息质量是指服务过程的好处，或者消费者与服务提供者互动的结果。信息质量有两个关键主题：功利利益和享乐利益。功利利益是指信息服务于其实际目的的程度，享乐利益是指信息服务引起积极情绪的程度。

　　服务质量理论被广泛应用于行为学研究，大量的研究表明，服务质量理论可以用来解释在线健康信息在患者在线决策过程中的作用机理，见表2-2、表2-3。例如，Yang等（2015）基于服务质量理论，使用患者生成信息衡量服务的结果质量，使用系统生成信息衡量服务的过程质量，研究患者生成信息与系统生成信息对在线医疗社区患者搜索、评估和决策的影响。Lu和Wu（2016）基于服务质量理论，研究发现，功能质量负向调节技术质量与患者选择之间的关系，疾病风险负向调节医生服务质量与患者选择的关系。Chen等（2021）从医生登录行为维度来衡量服务的过程质量，在线评价衡量服务的结果质量，结果表明，过程质量和结果质量不仅对在线医疗社区患者咨询选择有正向影响，而且对患者咨询选择的影响存在替代效应。因此，服务质量理论也适用于本书在线医疗社区患者决策过程及其影响因素的研究。

　　本书第4章对比分析影响在线医疗社区患者初始采纳服务和后采纳服务的因素。关于服务质量的在线健康信息是患者在线决策的重要影响因素，在线医疗社区的在线健康信息可以全面反映医疗服务质量，如系统质量、信息质量和交互质量，从而影响患者服务采纳决定。因此，服务质量理论中三维服务质量模型为分析在线医疗社区患者服务采纳行为及其影响因素研究提供了理论保障。

　　本书第5章分析在线医疗社区患者如何撰写在线评论以及背后的动机。在线医疗社区为接受过医疗服务的患者提供了对医生医疗服务进行评价的机会，结果质量和过程质量是患者评价的两个重要指标。因此，服务质量理论中的二维服务质量模型为分析在线医疗社区患者评论撰写行为及其影响因素研究提供了理论支持。

　　本书第6章分析如何将在线医疗社区访问者转化为消费者。在线医疗社区的在线健康信息来源于医生、患者和系统3个方面，其中，患者生成的信息是判断医生服务结果质量的依据，医生的在线活动是反映医生服务过程质量的线索。因此，服务质量理论中的二维服务质量模型为分析在线健康信息对在线医疗社区转化率的影响研究提供了理论保障。

2.5　本章小结

本章首先介绍了在线医疗社区的定义、类型和特征，明确了本书的研究对象和研究边界；其次结合个人在线决策的特征，总结了信息搜索阶段、选项评估阶段、购买（咨询）决策阶段和购后（咨询）反馈阶段个人行为，以及网站转化率的相关研究，明确了现有各个阶段患者在线行为研究和网站转化率研究的不足；最后详细阐述了虚拟社区中用户参与相关理论，包括双重加工理论、信息采纳模型、期望-失验理论和服务质量理论，并阐述了这些理论与在线医疗社区患者在线行为和社区转化率的关系。本章的概念界定、相关研究总结和理论阐述为本书患者在线决策过程及其影响因素的研究划定了边界、奠定了理论基础。

3 在线医疗社区患者信息采纳行为及其影响因素研究

鉴于在线医疗社区和医疗问答服务的流行，了解医疗健康领域中用户评判有用答案和采纳的标准变得越来越重要。然而，很少有研究能够揭示健康信息特征、信息提供者特征和用户动机水平如何共同影响用户信息采纳决策。本章将探究医生的态度确定性和资历（包括线上资历和线下资历）对患者健康信息采纳决策的影响。基于双重加工理论和信息采纳模型，用医生的态度确定性衡量论证质量，用医生的线上资历和线下资历衡量信息来源可靠性，检验态度确定性、线上资历和线下资历、患者动机水平——疾病严重性对患者健康信息采纳的影响。本章通过收集中国一个流行的在线医疗社区和问答网站的客观数据，应用文本挖掘技术、情感分析技术和逻辑回归模型对研究假设进行检验，并指出研究的意义。

3.1 患者信息采纳问题描述

互联网使人们能够方便地获取健康信息，越来越多的患者在进行专业诊断和治疗前，将互联网作为获取自身健康状况知识的第一来源（Tan and Goonawardene，2017）。毫无疑问，互联网和不断发展的社会技术正在改变医疗健康行业，以及人们寻求健康信息和知识的方式。在线患者社区、医疗问答社区或社会问答社区的医疗版块已经成为产生和传播健康信息的重要场所，许多学者关注了这些社区用户的健康信息采纳决策及其影响因素（Peng et al.，2020；Zhou，2021）。与其他在线社区不同，在线医疗社区中健康信息的提供者是医生，他们拥有专业的医学知识和技能。然而，互联网的混乱性质和在线社区的开放性使寻求健康信息的人可能在在线社区中提出问题后获得商业公司的产品推荐、专家的建议，甚至其他无关的信息。那么，在在线医疗社区中，患者采纳健康信息的标准是什么？患者如何从几个医生给出的答案中选择最合适的一个？此外，如果健康信息提供者觉得他们提供的信息没有得到信任，不能很好地用于解决患者的医疗健康问题，就可能失去热情，甚至离开在线医疗社区。因此，有必要研究在线医疗社区患者的健康信息采纳行为，并找出其决定因素。

在描述产品或服务信息、撰写促销口号时，企业经常使用确定性词汇（例如，"绝对""必须""总是"等）说服潜在消费者选择他们的产品或服务。同样，人们对自己的观点也持有不同程度的信念或者确定性。例如，消费者对同一种产品的在线评论可能存在确定性语气的差异，即有些人可能会使用确定性词语描述自己的消费体验，增加评论的参考性（Li et al.，2021），但是有些人在撰写评论时忽略使用此类语言。在在线交流过程中，态度确定性——用户认为自己观点的正确程度（Gross et al.，1995）已被证明会影响信息的说服力和有用性（Li et al.，2021；Pezzuti et al.，2021）。不同于在面对面交流中医生可以通过微表情或者手势支持自己的观点，在在线医疗社区中医生只能通过文本与患者交流，所以他们可以通过在内容中添加确定性词语增强自己观点的说服力。根据信息采纳模型，论证质量是信息采纳过程的中心路径，反映了用户对信息有用性和价值的评价（Bhattacherjee and Sanford，2006）。例如，信息接收者可以通过文本信息的相关性、及时性、完整性和情感支持等特征判断论证质量（Jin et al.，2016；Zhang et al.，2020；Zhou，2021）。然而，还缺乏研究将医生嵌入在健康信息的确定性语调作为判断论证质量的依据，也就是本章关注的态度确定性，其既反映了医生认为他们提供的健康信息中观点的正确程度，也反映了他们对自己观点的自信程度。

因此，本章提出第一个研究问题。

RQ1：医生对健康信息的态度确定性是否会影响患者采纳决策？

信息采纳模型指出，信息的来源可靠性是影响信息有用性和用户采纳决策的重要因素（Jin et al.，2016；Zhang et al.，2020；Zhou，2021）。在线医疗社区的健康信息是由医生提供的，他们拥有专业的医疗知识和技术。通常，患者可以通过医生的在线信息判断信息的来源可靠性，如资历。资历，是指医生在某一组织工作的时间和经验（Gordon and Johnson，1982），包括线上资历和线下资历（Zhang et al.，2020）。医生的线上资历和线下资历已经被证明会影响他们共享免费的健康信息（Zhang et al.，2020）、医患关系质量（Zhang et al.，2019）以及用户采纳答案的决定（Zhang et al.，2020）。现有的信息采纳模型还未检验论证质量与来源可靠性的交互作用对采纳决策的影响（Sussman and Siegal，2003）。本章用医生的线上资历和线下资历衡量健康信息的来源可靠性，探讨在影响患者健康信息采纳时线上资历、线下资历与论证质量——态度确定性的关系。因此，本章提出第二个研究问题。

RQ2：医生的线上资历和线下资历如何调节态度确定性与患者健康信息采纳决策的关系？

在线决策过程可能受到个体特征的影响。疾病严重性是医疗健康领域最重要的用户特征之一（Liu et al.，2017），与患者的心理状态和生理状态密切相关（Ruo et al.，2003），导致其行为存在显著差异（Cao et al.，2017；Chen，Jin，and Yan，2021；Yang et al.，2019）。此外，疾病严重性反映了个人动机水平，已经被证明会影响患者的选择决策（Cao et al.，2017）。根据双重加工理论，高动机水平的用户更多地依赖中心路径，也就是信息采纳模型中的论证质量；低动机水平的用户更加依赖外围路径，也就是信息采纳模型中信息的来源可靠性（Jin et al.，2016；Zhang et al.，2020；Zhou，2021）。然而，现有的信息采纳模型只考虑了接收者参与度作为动机因素的调节作用，还未探究论证质量、来源可靠性与个人动机之间的交互作用对信息采纳决策的影响（Sussman and Siegal，2003），也就是还未考察疾病严重性作为动机因素是否会影响论证质量和来源可靠性之间的交互作用。本章主要探讨用户特征及动机因素——疾病严重性及其与态度确定性和资历（包括线上资历和线下资历）的交互作用对患者健康信息采纳的影响。因此，本章的第三个和第四个研究问题如下。

RQ3：疾病严重性、态度确定性和线上资历之间的交互作用如何影响患者健康信息采纳决策？

RQ4：疾病严重性、态度确定性和线下资历之间的交互作用如何影响患者健康信息采纳决策？

3.2　信息采纳研究模型与假设

为了打破现有研究的局限性，并回答以上提出的研究问题，本章建立了在线医疗社区患者信息采纳研究模型，如图 3-1 所示。基于双重加工理论和信息采纳模型解释态度确定性与医生的线上资历和线下资历之间的交互作用对患者健康信息采纳决策的影响，以及疾病严重性的调节作用。

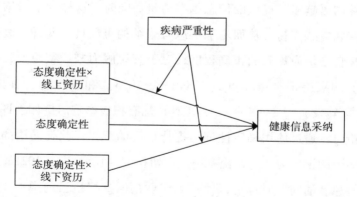

图 3-1　在线医疗社区患者信息采纳研究模型

3.2.1 态度确定性对健康信息采纳的影响

在线医疗社区包含丰富的用户生成内容，对于寻求医疗健康支持的人来说是宝贵的资源。用户在撰写信息时，用词、语气、观点甚至逻辑都有所不同。例如，健康信息提供者在撰写信息时使用积极或消极情感词汇的频率，作为情感支持的代理，已经被证明会影响信息有用性和采纳意愿（Peng et al.，2020）。同样，医生的意见也可能在自信程度或者模糊程度上有所不同，也就是医生在撰写健康信息中使用确定性词语的频率，在本章中被概念化为态度确定性的一个维度。

本章认为，医生表达的态度确定性会影响患者的健康信息采纳决定。正如"有时治愈，常常帮助，总是安慰"（Gordon，2005），患者就他们的健康需求通过在线医疗社区向医生询问，希望消除他们的健康疑虑，并从与医生的沟通文本中获得信息支持和情感支持。心理语言学的研究表明，当交际者表达确定性时，他们被认为更有力量（Adinns and Brashers，1995；Han and Lind，2017；Hart and Childers，2004）。因此，医生在回答患者健康问题时使用的确定性词语越多，提供的信息越有力量。同时，这样的信息增强了医生的信息支持和情感支持，从而增加了患者采纳的可能性。此外，表达观点的确定性就是自己认为观点的正确程度，对于其说服力来说很重要，这种信心对消费者的购买决定（Bennett and Harrell，1975）和参与度（例如，点赞、评论、分享/转发）（Pezzuti et al.，2021）均有积极影响。例如，评论者在撰写在线评论时，通过使用确定性词语支持自己的观点，此类词语的数量增加了其消费体验的说服力，与评论有用性密切相关（Li et al.，2021）。相似地，医生在回答患者的问题时也可以使用确定性词语支持自己的观点。健康信息中包含的确定性词汇越多，医生就越有可能认为自己的观点是正确的，对自己的观点越有信心，从而使患者对医生提供的健康信息有用性做出判断。

此外，确定性还与感知风险相关。感知风险，是指对潜在损失的判断，通常确定性水平越高，用户的感知风险越低（Tuu et al.，2011）。在医疗健康领域，由于缺乏专业的健康知识，患者与医生之间存在严重的信息不对称。患者需要投入大量的时间和精力，仔细审查嵌入在健康信息中的论证质量，并评估其效用，从而降低感知风险（Cao et al.，2017；Chen et al.，2020）。当患者发现这些信息的质量较差或者缺乏实用性，甚至对他们的健康造成影响时，他们采纳的可能性就会较低。当患者处理在线医疗社区中医生提供的答案时，高的论证质量，如高的相关性、及时性和完整性（Jin et al.，2016；Zhang et al.，2020）等，会降低感知风险。然而，本章将态度确定性作为论证质量的一个测度，认为如果医生提供的答案中包含大量确定性词语，就会降低患者的感知风险，增加采纳的可能性。因此，本章提出以下研究假设。

H_1：态度确定性对患者健康信息采纳有正向影响。也就是说，医生对健康信息的确定程度越高，患者采纳的可能性越大。

3.2.2 线上资历的调节作用

线上资历，是指个人的在线服务经验和知识（Van Dersen et al.，2011；Van Dersen et al.，2015），这可能会影响态度确定性对在线医疗社区患者信息采纳的作用。不同的医生可能有不同的线上资历，在本章中，医生的线上资历用医生参与在线平台和回答问题的经验衡量。资深的医生由于经常在在线医疗社区提供医疗服务和健康知识，满足患者的健康需求，积累了某些疾病类型的知识。相比之下，非资深医生回答的健康问题较少，不太可能向患者传递健康知识。本章感兴趣的是，医生的线上资历如何调节态度确定性对患者健康信息采纳的影响。

信息的来源可靠性是信息采纳模型中的一个重要因素（Sussman and Siegal，2003）。在线医疗社区的健康信息是由医生提供的，患者通过查看关于医生在线表现的信息来判断信息来源的可靠性，如医生获得的正面评论数量、用户满意度和采纳率等，这些信息都可以使患者直观地感受到医生的线上资历。通常，高线上资历的医生提供的健康信息论证质量也更高。一方面，高线上资历的医生在在线问答方面有丰富的经验，知道什么样的答案可以增加患者采纳的可能性。正如医生通过使用积极情感词汇增加他们对患者的情感支持一样，医生也可以通过使用几个确定性词汇支持他们的观点，从而增加答案的说服力。另一方面，高线上资历的医生意味着已经获得患者的广泛信任，他们的答案会降低患者的感知风险，从而有较高的采纳可能性。相似地，患者会更相信包含更多确定性词汇的回答是由可信的医生提供的；相反，当患者对答案提供者缺乏信任时，即使是包含确定性的答案也不会降低他们的感知风险，从而无法采纳。因此，本章提出以下研究假设。

H_2：医生的线上资历正向调节态度确定性对患者健康信息采纳的影响。

3.2.3　线下资历的调节作用

除了线上资历的信息，患者还可以在在线医疗社区中浏览医生的线下工作信息。在中国的医疗体系中，医生职称被划分为四个级别，分别是主任医师、副主任医师、主治医师和住院医师，代表着医生的专业能力和经验（Zhang et al.，2019；Zhang et al.，2020）。本章使用医生的职称衡量他们的线下资历，高职称即意味着高线下资历。

医生的线下资历也是患者判断在线医疗社区中健康信息来源可靠性的重要依据（Zhang et al.，2020）。高来源可靠性的信息比低来源可靠性的信息更容易说服别人。职称越高意味着医生的专业知识技能水平越高，也就是解决患者健康需求的能力越强。在这种情况下，接收者认为具有丰富专业知识的提供者愿意努力提供信息并确保确定性（Hawkins and Mothersbaugh，2010；Petty et al.，1980）。换句话说，医生的专业知识可能会增加患者对他/她的认知努力的感知，这与高论证质量（Duhn et al.，2019；Petty et al.，1980）和低不确定性（Garbarino and Edell，1997；Lerner and Tiedens，2006）相关联。此外，相较于低专业知识来源的信息，高专业知识来源的信息态度确定性更高（Tormala and Petty，2004）。例如，Li 等（2021）指出，评论者的专业知识可以增加评论确定性对评论有用性的积极影响。因此，有理由相信，如果具有高线下资历的医生提供的答案中包含更多的确定性词汇，回答就会更加有说服力。相比之下，线下资历较低的医生可以使用几个确定性词语支持自己的观点，但是与大量的确定性词语似乎不太相符。因此，本章提出以下研究假设。

H_3：医生的线下资历正向调节态度确定性对患者健康信息采纳的影响。

3.2.4 疾病严重性的调节作用

在医疗健康领域，"疾病严重性"是用来描述疾病过程对资源利用、并发症和死亡率影响的一个术语。疾病严重性与患者的生理因素（健康状况和健身不足）和心理因素（痛苦和焦虑）有关（Yang，Guo，and Wu，2015），生理和心理后果越严重，疾病严重性越高。疾病严重性已经被证明会影响患者满意度（Chen et al.，2020；Yang，Guo，and Wu，2015；Yang et al.，2019）、咨询选择（Cao et al.，2017；Lu and Wu，2016）和评论行为（Chen，Jin，and Yan，2021）等。本章感兴趣的是，疾病严重性对医生的态度确定性和资历（包括线上资历和线下资历）与患者信息采纳意愿之间关系的影响。

根据双重加工理论，用户信息采纳的中心路径和外围路径受到接收者动机的调节（Petty and Cacioppo，1986）。加工动机，是指用户对问题或对象的个人相关性或重要性的感知，这种感知会影响信息处理的强度。如果用户认为一条给定的信息是有价值的，并且与决策相关，那么他们更有可能花费大量的时间和必要的认知努力审查它，也就是选择中心路径。相比之下，如果用户在同一条信息中感知到很少的个人相关性和价值，则更有可能依赖外围路径（Bhattacherjee and Sanford，2006）。在信息采纳模型中，用户参与度作为一种动机因素，认为高参与度的用户更关注论证质量，低参与度的用户仅依赖来源可靠性（Sussman and Siegal，2003）。因此，动机水平正向调节论证质量对信息采纳的影响，负向调节来源可靠性对信息采纳的影响。

过去的研究将疾病严重性作为一个动机因素，认为高疾病严重性的患者具有高动机水平，低疾病严重性的患者具有低动机水平。疾病严重性已经被证明能够影响患者处理信息的详尽可能性和路径选择。例如，有严重疾病的患者在选择和咨询医生时，更担心并希望找到高服务质量的医生（Cao et al.，2017；Chen，Jin，and Yan，2021；Yang，Guo，and Wu，2015）。也就是说，这样的患者更关注与医生服务质量相关的中心线索。同样地，有严重疾病的患者也更加期望得到高质量的医生答案，因此会更加关注与高论证质量相关的线索。此外，由于与死亡率有关，有严重疾病的患者愿意付出足够的认知努力去仔细地审查信息，以获得较高质量的健康信息。

正如前面 H_2 和 H_3 讨论的，本章研究假设信息的来源可靠性与论证质量之间存在正向的交互作用，影响患者健康信息采纳决策，即医生的线上资历和线下资历正向调节态度确定性对患者健康信息采纳的影响。然而，因为高动机水平的用户更加依赖论证质量而非来源可靠性，低动机水平的用户则正好相反（Petty and Cacioppo，1986），有理由相信，高疾病严重性的患者更多地关注论证质量，而低疾病严重性的患者更加关注来源可靠性。也就是说，疾病严重性能够增强态度确定性对患者信息采纳的影响，削弱医生资历对患者信息采纳的影响。当在在线医疗社区中选择满意的答案时，有严重疾病的患者渴望得到高质量的答案解决自己的健康需求，拥有高动机仔细审查答案的内容。通过确定性词语支持观点的答案会被认为具有说服力和可信度，从而降低了患者的感知风险，而提供答案的医生是否具有高资历就显得无足轻重了。因此，疾病严重性会削弱医生资历对态度确定性与采纳决策之间的关系，也就是说，疾病严重性会削弱医生的态度确定性与资历之间的正向交互作用。相比之下，有低疾病严重性的患者喜欢依赖医生的线上资历和线下资历这样简单的线索做出是否采纳的决定，所以医生资历的正向调节作用更强，也就是医生资历和态度确定性之间的正向交互作用更强。综上所述，本章提出以下研究假设。

H_{4a}：疾病严重性、态度确定性和线上资历对患者健康信息采纳的影响存在负向的三项交互作用。

H_{4b}：疾病严重性、态度确定性和线下资历对患者健康信息采纳的影响存在负向的三项交互作用。

3.3 数据收集及变量测量

3.3.1 数据收集

本章研究背景是中国领先的在线医疗平台——快速问医生，它是中国最受欢迎的专业医疗问答网站。该平台成立于 2011 年，每日问答量超过 5 万条。

本章使用快速问医生网站的数据检验研究假设，是因为该平台具有以下几个特点。①该平台是中国最大的医疗问答社区，深受医生和患者的欢迎。以这样一个大的、流行的在线医疗社区为研究对象可以提供丰富的数据，增强了结果的普遍适用性。②患者在该平台上提出的问题是由具有专业知识技术的医生解答的，为研究在线医疗社区的健康信息采纳标准提供了可能性。③该平台包含丰富的医患互动信息（如问答记录、子问题/子答案）、患者信息（如年龄、性别）、医生信息（如头衔、工作经验），以及用户采纳标签（如积极的评论数量和采纳率等）。这些为信息科学领域的研究提供了足够有价值的特征信息，使其成为本章研究的理想选择。快速问医生在线问答记录示例如图 3-2 所示。

本章开发了一个基于 Python 的爬虫程序，该程序于 2020 年 11 月从快速问医生网站自动下载了采纳的在线问题和答案，以及提供答案的医生信息。本章收集了冠心病、糖尿病、脑梗死、月经失调、抑郁症和咽炎 6 种疾病的数据。在删除无效数据后，最终获得了一个包含 4224 条在线问答记录的样本数据集。

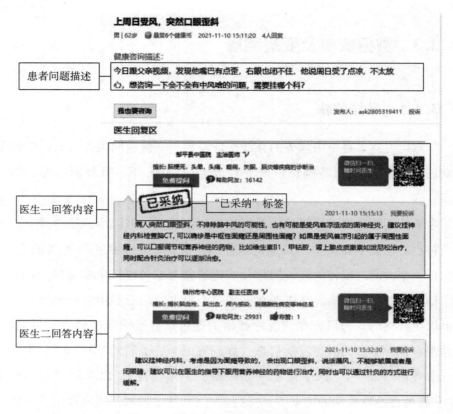

图 3-2　快速问医生在线问答记录示例

3.3.2　变量定义和测量

1. 因变量

本章的因变量为健康信息采纳（*Information＿adoption*）。快速问医生网站会为被提问者采纳的答案贴上标签——"已采纳"（见图 3-2），没有被采纳的答案则没有这样的标签。因此，带标签的答案被标记为 1，不带标签的答案被标记为 0。

2. 自变量

本章的自变量为态度确定性（*Attitude＿certainty*），计算过程如图 3-3 所示。参考 Li 等（2021）的研究，态度确定性（*Attitude_certainty*）通过医生提供的回答中确定性词语所占百分比衡量。为了捕捉答案的文本特征，本章使用文本挖掘工具——文心（Text mind）进行内容分析。文心是中国科学院心理研究所开发的一种中文心理分析工具，可以方便地获取文本中不同类别的偏好和程度。文心根据 LIWC 2007 的词典，自动对汉语单词进行分割，并提供 102 个不同心理类别的特征（Deng et al.，2021；Zhong et al.，2018）。用户通过上传文档到文心软件，获得一个新的文档，其中包含反映心理过程（感知、情感和认知）、不同情绪、思维方式、社会关注等多种类型的词语所占内容的百分比。本章通过上传医生回答的文档，基于"Certainty"（确定性）类别词典，计算医生答案中的确定性词语的比例，如"一律"、"凡是"、"确保"、"根本"和"绝对"等。

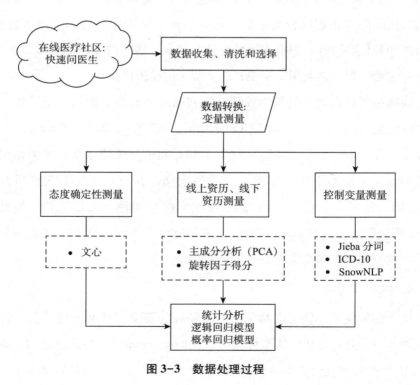

图 3-3　数据处理过程

3. 调节变量

本章的调节变量为线上资历（*Online_seniority*）、线下资历（*Offline_seniority*）和疾病严重性（*Disease_severity*）。

线上资历（*Online_seniority*）是指医生的在线经验和在在线医疗社区的贡献水平。在本章中，线上资历（*Online_seniority*）用 3 个条目来衡量，包括医生收到的正面评论数量、用户采纳率和用户满意度。通过 PCA 和旋转因子得分，根据得分系数将 3 个测量项目加权成一个线性组合计算医生线上资历（*Online_seniority*）（Hamiltion，2013），得到的是一个均值为 0、方差为 1，符合标准正态分布的变量。

线下资历（*Offline_seniority*）是用医生的专业职称衡量的（Zhang et al.，2020）。这是因为在中国医院工作的医生也有专业排名，是通过其资历进行衡量的。医生的专业职称分为 4 级，从高到低分别为主任医师、副主任医师、主治医师和住院医师。根据描述性统计的结果，医生的专业职称多数为二级，也就是主治医师，因此用 2 来填补线下资历的缺失值。

疾病按照死亡率一般分为致死疾病和非致死疾病，即高严重性疾病和低严重性疾病（Cao et al.，2017；Chen，Jin，and Yan，2021；Yang，Guo，and Wu，2015）。本章根据《2015 中国卫生和计划生育统计年鉴》中城市患者的死亡率选择了样本中死亡率差异显著的疾病，其中，高严重性疾病有 3 种（冠心病、糖尿病、脑梗死），低严重性疾病有 3 种（月经失调、抑郁、咽炎）。疾病严重性（*Disease_severity*）采用哑变量表示，高疾病严重性与低疾病严重性分别用 1 和 0 编码。

4. 控制变量

本章还控制了一些患者特征、问题特征、答案特征和医生特征，计算过程见图 3-3。患者特征包括患者性别（*Patient_gender*）、患者年龄（*Patient_age*）和患者参与度（*Patient_involvement*）（Jin et al.，2016；Zhang et al.，2020）。其中，患者参与度（*Patient_involvement*）用患者在线问答过程中追问次数来衡量。问题特征包括答案奖励（*Payments_for_ans*）、问题长度（*Question_length*）和问题情绪强度（*Question_emotion*）。答案特征包括答案竞争程度（*Answer_competing*）、答案长度（*Answer_length*）和答案情绪强度（*Answer_emotion*）（Jin et al.，2016；Peng et al.，2020）。此外，还控制了医生特征——工作经历（*Work_experience*），也就是医生个人主页上显示的工作简介的长度。

问题长度（*Question_length*）与答案长度（*Answer_length*）是患者和医生所写的文本长度，用患者问题和医生答案的平均字数来衡量。基于《疾病和有关健康问题的国际统计分类》第十版（ICD-10）（World Health Organization，1992），本章研究使用结巴（Jieba）对所有文本内容进行分词，并删除停止词。为了保证分词的准确性，在使用 ICD-10 时，还增加了 6 种疾病的中药、西药名称和治疗方法，如"异山梨酯""双侧额叶""心脏支架"和"冠脉造影"等。

问题情绪强度（*Question_emotion*）与答案情绪强度（*Answer_emotion*）是患者和医生在文本中嵌入的积极情绪强度，用问题内容和答案内容的平均积极情绪强度来衡量。参考 Chen 等（2021）的研究，本章使用 SnowNLP 对文本内容进行情感分析。SnowNLP 是一个可以轻松处理中文文本的 Python 库。基于 SnowNLP 计算的情绪得分代表积极情绪的概率（Liu et al.，2020）。

患者提出问题后可能会得到多个答案，这些答案之间存在竞争关系。因此，本章用一个问题得到的答案数量来衡量答案竞争程度（*Answer_competing*）。此外，回复速度（*Response_speed*）是医生回答患者问题的平均速度，用患者提问和医生回答问题的时间间隔来衡量（Yang，Guo，and Wu，2015）。

由于变量患者年龄（*Patient_age*）、问题长度（*Question_length*）、答案长度（*Answer_length*）和工作经历（*Work_experience*）的方差较大，且最小值为 0，本章研究对这些变量进行自然对数变换，即 log（*x*+1）。

研究变量的概况如表 3-1 所示，包括因变量、自变量、调节变量和控制变量。

表 3-1　研究变量说明及测量条目

变量类型	变量名称	变量符号	测量条目
因变量	健康信息采纳	*Information_adoption*	患者对医生答案的采纳决定。采纳=1，未采纳=0
自变量	态度确定性	*Attitude_certainty*	答案中确定性词语的比例
调节变量	线上资历	*Online_seniority*	（1）积极评论数量（*Positive_reviews*） （2）采纳率（*Adoption_rate*） （3）用户满意度（*User_satisfaction*）
	线下资历	*Offline_seniority*	医生医学职称
	疾病严重性	*Disease_severity*	疾病严重性
控制变量	患者性别	*Patient_gender*	患者性别
	患者年龄	*Patient_age*	患者年龄
	答案奖励	*Payments_for_ans*	患者提供的金币奖励
	患者参与度	*Patient_involvement*	患者的追问次数
	问题长度	*Question_length*	问题平均字数
	问题情绪强度	*Question_emotion*	问题平均积极情绪强度
	答案竞争程度	*Answer_competing*	收到的答案数量
	答案长度	*Answer_length*	答案平均字数
	答案情绪强度	*Answer_emotion*	答案平均积极情绪强度
	回复速度	*Response_speed*	提问到回答的平均时间间隔
	工作经历	*Work_experience*	工作经历字数

3.3.3 数据处理和描述统计

研究变量描述统计结果如表3-2所示，包括均值、标准差、最小值和最大值。在进行回归分析之前，本章首先对主要变量进行相关分析，结果如表3-3所示。其中，最大相关系数为0.113，远小于0.800，可以有效避免多重共线性。

表3-2 研究变量描述统计结果 （N=4231）

变量	均值	标准差	最小值	最大值
Information_adoption	0.315	0.464	0.000	1.000
Attitude_certainty	0.619	0.895	0.000	10.000
Online_seniority	0.000	1.000	−0.955	6.487
Offline_seniority	2.247	0.547	2.000	4.000
Disease_severity	0.500	0.500	0.000	1.000
Patient_gender	0.538	0.499	0.000	1.000
Patient_age	32.828	21.408	0.000	91.000
Payments_for_ans	9.067	30.366	0.000	500.000
Patient_involvement	0.257	0.659	0.000	5.000
Question_length	67.505	77.878	0.000	1137.000
Question_emotion	62.030	37.261	0.000	100.000
Answer_competing	4.266	2.705	1.000	21.000
Answer_length	126.282	185.377	2.000	4217.000
Answer_emotion	87.409	25.559	0.000	100.000
Response_speed	0.904	0.252	0.000	1.000
Work_experience	54.846	48.803	0.000	495.000

表 3-3　主要变量相关分析（*N*=4224）

变量	Attitude_ certainty	Online_ seniority	Offline_ seniority	Disease_ severity	Information_ adoption
Attitude_ certainty	1.000				
Online_ seniority	−0.093	1.000			
Offline_ seniority	−0.011	−0.212	1.000		
Disease_ severity	−0.006	−0.120	0.112	1.000	
Information_ adoption	0.113	−0.078	0.068	0.048	1.000

3.4　研究方法与结果

3.4.1　研究方法

由于因变量——健康信息采纳（*Information_ adoption*）是一个二元变量，本章采用逻辑回归模型检验态度确定性（*Attitude_ certainty*）、线上资历（*Online_seniority*）、线下资历（*Offline_ seniority*）和疾病严重性（*Disease_ severity*）对健康信息采纳（*Information_ adoption*）的影响，如式（3-1）、式（3-2）和式（3-3）所示。其中，式（3-1）检验了态度确定性（*Attitude_ certainty*）对患者健康信息采纳（*Information_ adoption*）的主效应；式（3-2）检验了态度确定性（*Attitude_certainty*）与线上资历（*Online_seniority*）和线下资历（*Offline_seniority*）的双项交互作用对患者健康信息采纳（*Information_ adoption*）的影响；式（3-3）检验了疾病严重性（*Disease_severity*）、态度确定性（*Attitude_certainty*）和资历［包括线上资历（*Online_seniority*）和线下资历（*Offline_seniority*）］的交互作用对患者健康信息采纳（*Information_ a- doption*）的影响。

$$L = \ln[P(Information\_adoption = 1)/P(Information\_adoption = 0)]$$

$$= \alpha_0 + \alpha_1 Attitude\_certainty + \gamma \sum Control\_variables + \varepsilon$$

$$(3-1)$$

$$L = \ln[P(Information\_adoption = 1)/P(Information\_adoption = 0)]$$

$$= \alpha_0 + \alpha_1 Attitude\_certainty + \alpha_2 Online\_seniority + \alpha_3 Offline\_seniority +$$

$$\beta_1 Attitude\_certainty \times Online\_seniority + \beta_2 Attitude\_certainty \times Offline\_$$

$$seniority + \gamma \sum Control\_variables + \varepsilon$$

$$(3-2)$$

$$L = \ln[P(Information\_adoption = 1)/P(Information\_adoption = 0)]$$

$$= \alpha_0 + \alpha_1 Attitude\_certainty + \alpha_2 Online\_seniority + \alpha_3 Offline\_seniority + \alpha_4 Disease\_$$

$$severity + \beta_1 Attitude\_certainty \times Online\_seniority + \beta_2 Attitude\_certainty \times Offline\_$$

$$seniority + \beta_3 Attitude\_certainty \times Disease\_severity + \beta_4 Online\_seniority \times Offline\_$$

$$seniority + \beta_5 Online\_seniority \times Disease\_severity + \beta_6 Offline\_seniority \times Disease\_$$

$$severity + \kappa_1 Disease\_severity \times Attitude\_certainty \times Online\_seniority + \kappa_2 Disease\_$$

$$severity \times Attitude\_certainty \times Offline\_seniority + \gamma \sum Control\_variables + \varepsilon$$

$$(3-3)$$

其中，α_1 代表线性效应系数，$\beta_1 \sim \beta_6$ 代表两项交互项系数，κ_1 和 κ_2 代表三项交互项系数，γ 代表控制变量的系数。

3.4.2　回归结果

本章使用 STATA 15.0 软件的逻辑回归功能完成上文提到的研究假设的验证，回归结果如表 3-4 所示。Model 1 显示了控制效果的回归结果，包括常数项和控制变量的回归系数；Model 2 显示了线性效应的回归结果，即态度确定性的主效应；Model 3 增加了态度确定性与线上资历和线下资历的两项交互作用（$Attitude\_certainty \times Online\_seniority$ 和 $Attitude\_certainty \times Offline\_seniority$）；Model 4 增加了所有两项交互项和两个三项交互项［疾病严重性×态度确定性×线上资历（$Disease\_severity \times Attitude\_certainty \times Online\_seniority$），疾病严重性×态度确定性×线下资历（$Disease\_severity \times Attitude\_certainty \times Offline\_seniority$）］。

Model 2 结果显示，态度确定性（$Attitude\_certainty$）对患者健康信息采纳（$Information\_adoption$）的影响（$\alpha = 0.221$，$p < 0.001$）是正向且显著的。因此，H_1 得到支持，即医生的态度确定性对患者健康信息采纳有正向影响。

Model 3 结果显示，线上资历（$Online\_seniority$）对态度确定性（$Attitude\_certainty$）和患者健康信息采纳（$Information\_adoption$）之间关系的调节作用（$\beta = -0.199$，$p < 0.001$）是负向且显著的，H_2 未得到支持。该结果表明，医生的线上资历负向调节态度确定性对患者健康信息采纳的影响，如图 3-4 所示。而线下资历（$Offline\_seniority$）对态度确定性（$Attitude\_certainty$）和患者健康信息采纳（$Information\_adoption$）之间关系的调节作用（$\beta = 0.159$，$p < 0.05$）是正向且显著的。因此，H_3 得到支持，即医生的线下资历正向调节态度确定性对患者健康信息采纳的影响，如图 3-5 所示。

Model 4 结果显示，疾病严重性（$Disease\_severity$）、态度确定性（$Attitude\_certainty$）和线上资历（$Online\_seniority$）的三项交互作用对患者健康信息采纳（$Information\_adoption$）的影响（$\kappa = -0.247$，$p < 0.05$）是负向且显著的。因此，H_{4a} 得到支持，即疾病严重性、态度确定性、线上资历对患者健康信息采纳的影响存在负向的三项交互作用，如图 3-6 所示。然而，疾病严重性（$Disease\_severity$）、态度确定性（$Attitude\_certainty$）和线下资历（$Offline\_seniority$）的三项交互作用对患者健康信息采纳（$Information\_adoption$）的影响（$\kappa = -0.151$，$p > 0.05$）是负向但是不显著的，H_{4b} 未得到支持。

表 3-4　回归结果（N=4224）

变量	Model 1	Model 2	Model 3	Model 4
Model 1：控制作用				
常数项	-1.779^{***} (0.376)	-1.772^{***} (0.378)	-1.603^{***} (0.426)	-1.650^{***} (0.505)

续表

变量	Model 1	Model 2	Model 3	Model 4
Patient_gender	0.033 (0.074)	0.037 (0.075)	0.043 (0.075)	0.042 (0.078)
Patient_age	−0.066* (0.031)	−0.067* (0.031)	−0.069* (0.032)	−0.072* (0.032)
Payments_for_ans	0.001 (0.001)	0.001 (0.001)	0.001 (0.001)	0.001 (0.001)
Patient_involvement	0.688*** (0.060)	0.660*** (0.060)	0.664*** (0.061)	0.671*** (0.061)
Question_length	0.116* (0.047)	0.103* (0.047)	0.109* (0.047)	0.109* (0.048)
Question_emotion	−0.001 (0.001)	−0.001 (0.001)	−0.001 (0.001)	−0.001 (0.001)
Answer_competing	−0.376*** (0.023)	−0.376*** (0.023)	−0.373*** (0.023)	−0.371*** (0.024)
Answer_length	0.166*** (0.050)	0.143** (0.051)	0.165*** (0.051)	0.151** (0.052)
Answer_emotion	0.001 (0.002)	0.001 (0.002)	0.001 (0.002)	0.002 (0.002)
Response_speed	0.944*** (0.172)	0.993*** (0.174)	0.990*** (0.176)	1.028*** (0.180)
Work_experience	0.079*** (0.024)	0.074** (0.024)	0.072** (0.025)	0.066** (0.025)

Model 2：线性作用

变量	Model 1	Model 2	Model 3	Model 4
Attitude_certainty（H_1)		0.221*** (0.040)	−0.192 (0.176)	−0.456 (0.280)
Online_seniority			0.071 (0.043)	−0.452* (0.206)
Offline_seniority			−0.119 (0.083)	−0.033 (0.143)
Disease_severity				−0.243 (0.398)

变量	Model 1	Model 2	Model 3	Model 4
Model 3：双项交互作用				
$Attitude\_certainty×$ $Online\_seniority$ （H_2）			−0.199*** (0.051)	−0.080 (0.067)
$Attitude\_certainty×$ $Offline\_seniority$ （H_3）			0.159* (0.077)	0.233 (0.126)
$Attitude\_certainty×$ $Disease\_severity$				0.512 (0.366)
$Online\_seniority×$ $Offline\_seniority$				0.230* (0.091)
$Online\_seniority×$ $Disease\_severity$				0.049 (0.088)
$Offline\_seniority×$ $Disease\_severity$				0.036 (0.172)
Model 4：三项交互作用				
$Disease\_severity×$ $Attitude\_certainty×$ $Online\_seniority$ （H_{4a}）				−0.247* (0.103)
$Disease\_severity×$ $Attitude\_certainty×$ $Offline\_seniority$ （H_{4b}）				−0.151 (0.161)
$Log\ likelihood$	−2253.707	−2237.899	−2225.982	−2214.995
$LR\ chi2$	753.630	785.240	809.070	831.050
$Prob>chi2$	0.000	0.000	0.000	0.000
$Pseudo\ R^2$	0.143	0.149	0.154	0.158

注：括号中的数字为标准误差；* $p<0.05$，** $p<0.01$，*** $p<0.001$。

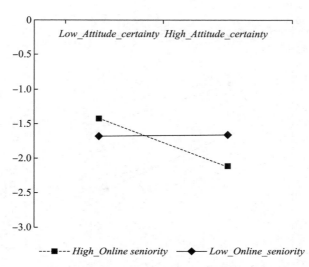

图 3-4 线上资历（*Online_seniority*）对态度确定性（*Attitude_certainty*）

和健康信息采纳（*Information_adoption*）之间关系的调节作用

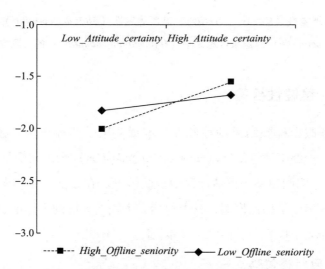

图 3-5 线下资历（*Offline_seniority*）对态度确定性（*Attitude_certainty*）

和健康信息采纳（*Information_adoption*）之间关系的调节作用

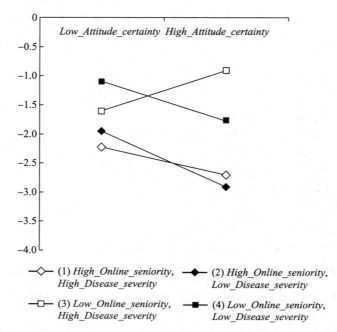

图 3-6　疾病严重性（*Disease_severity*）、态度确定性（*Attitude_certainty*）和线上资历（*Online_seniority*）对健康信息采纳（*Information_adoption*）的三项交互作用

3.4.3　稳健性检验

为了验证假设检验结果的稳健性，本章使用了两种方法。在方法 1 中，由于因变量——健康信息采纳（*Information_adoption*）为二元变量，本章使用概率（Probit）回归模型运行估计模型检验假设。在方法 2 中，本章提取了 6 个子样本重新建立了估计模型，其中包括 2 个线上资历的子样本、2 个线下资历的子样本和 2 个疾病严重性的子样本。

1. 概率回归稳健性检验

本章研究使用 STATA 15.0 软件的概率回归功能检验假设，回归结果如表 3-5 所示，与逻辑回归的假设检验结果相似，H_1、H_3 和 H_{4a} 得到了支持。也就是态度确定性对患者健康信息采纳有正向影响，医生的线下资历正向调节态度确定性对患者健康信息采纳的影响，疾病严重性、态度确定性和线上资历在影响患者健康信息采纳方面存在负向的三项交互作用。

表 3-5　概率回归结果（ N = 4224）

变量	Model 1	Model 2	Model 3	Model 4
Model 1：控制作用				
常数项	−1.202*** (0.220)	−1.193*** (0.221)	−1.100*** (0.249)	−1.135*** (0.296)
Patient_gender	0.022 (0.044)	0.023 (0.044)	0.026 (0.044)	0.026 (0.046)
Patient_age	−0.042* (0.018)	−0.043* (0.019)	−0.045* (0.019)	−0.047* (0.019)
Payments_for_ans	0.001 (0.001)	0.001 (0.001)	0.001 (0.001)	0.001 (0.001)
Patient_involvement	0.423*** (0.035)	0.405*** (0.036)	0.405*** (0.036)	0.409*** (0.036)
Question_length	0.072** (0.028)	0.064* (0.028)	0.068* (0.028)	0.067* (0.028)
Question_emotion	−0.001 (0.001)	−0.001 (0.001)	−0.001 (0.001)	−0.001 (0.001)
Answer_competing	−0.192*** (0.012)	−0.192*** (0.012)	−0.190*** (0.012)	−0.189*** (0.012)
Answer_length	0.096*** (0.029)	0.081** (0.030)	0.095** (0.030)	0.086** (0.030)
Answer_emotion	0.001 (0.001)	0.001 (0.001)	0.001 (0.001)	0.001 (0.001)
Response_speed	0.582*** (0.100)	0.610*** (0.101)	0.613*** (0.103)	0.632*** (0.104)
Work_experience	0.053*** (0.014)	0.050*** (0.014)	0.047*** (0.014)	0.044** (0.014)
Model 2：线性作用				
Attitude_certainty（H_1）		0.134*** (0.024)	−0.115 (0.106)	−0.271 (0.168)

变量	Model 1	Model 2	Model 3	Model 4
Online_seniority			0.034 (0.026)	−0.291 * (0.121)
Offline_seniority			−0.068 (0.049)	−0.011 (0.084)
Disease_severity				−0.136 (0.235)
Model 3：双项交互作用				
Attitude_certainty× *Online_seniority* (H_2)			−0.122 * * * (0.030)	−0.049 (0.040)
Attitude_certainty× *Offline_seniority* (H_3)			0.096 * * (0.046)	0.140 (0.076)
Attitude_certainty× *Disease_severity*				0.313 (0.219)
Online_seniority× *Offline_seniority*				0.141 * * (0.054)
Online_seniority× *Disease_severity*				0.038 (0.052)
Offline_seniority× *Disease_severity*				0.018 (0.101)
Model 4：三项交互作用				
Disease_severity× *Attitude_certainty×* (H_{4a}) *Online_seniority*				−0.152 * (0.061)
Disease_severity× *Attitude_certainty×* (H_{4b}) *Offline_seniority*				−0.094 (0.096)
Log likelihood	−2266.604	−2250.411	−2237.856	−2226.616
LR chi2	727.830	760.220	785.330	807.810
Prob>chi2	0.000	0.000	0.000	0.000
Pseudo R^2	0.138	0.145	0.149	0.154

注：括号中的数字为标准误差；* $p<0.05$，* * $p<0.01$，* * * $p<0.001$。

2. 子样本稳健性检验

本章提取了 6 个子样本，重新建立了估计模型，回归结果如表 3-6、表 3-7 所示。首先，根据线上资历、线下资历和疾病严重性的范围，将整个数据集分为高水平组和低水平组（标准差分别大于 0 和小于 0）。其次，对线上资历和线下资历的分组运行回归模型，以检验态度确定性的主效应，而不考虑线上资历和线下资历的调节作用，稳健性检验结果如图 3-6 所示，前两列为线上资历的稳健性检验结果，后两列为线下资历的稳健性检验结果。最后，对疾病严重性的分组运行回归模型，在不考虑疾病严重性的调节作用下，检验态度确定性与线上资历和线下资历的两项交互作用，稳健性检验结果如表 3-7 所示。

表 3-6　医生资历子样本稳健性检验

变量	Online_ seniority		Offline_ seniority	
	High_ Online_ seniority	Low_ Online_ seniority	High_ Offline_ seniority	Low_ Offline_ seniority
常数项	−0.051 (0.710)	−3.028 *** (0.581)	−2.742 ** (0.921)	−2.029 * (0.865)
Patient_gender	0.043 (0.133)	0.090 (0.111)	0.002 (0.164)	−0.041 (0.173)
Patient_age	0.004 (0.050)	−0.123 * (0.049)	−0.169 (0.087)	−0.043 (0.070)
Payments_for_ans	−0.001 (0.002)	0.002 (0.002)	0.003 (0.003)	−0.000 (0.002)
Patient_involvement	0.671 *** (0.141)	0.649 *** (0.083)	0.624 *** (0.103)	0.815 *** (0.165)
Question_length	0.012 (0.082)	0.170 * (0.070)	0.185 (0.107)	0.184 (0.106)
Question_emotion	−0.000 (0.002)	−0.001 (0.002)	0.001 (0.002)	0.000 (0.002)
Answer_competing	−0.515 *** (0.039)	−0.227 *** (0.038)	−0.268 *** (0.064)	−0.346 *** (0.049)
Answer_length	0.127 (0.082)	0.148 (0.079)	0.266 (0.136)	0.165 (0.109)

变量	Online_ seniority		Offline_ seniority	
	High_ Online_ seniority	Low_ Online_ seniority	High_ Offline_ seniority	Low_ Offline_ seniority
Answer_ emotion	−0.003 (0.003)	0.002 (0.002)	0.002 (0.003)	0.004 (0.004)
Response_ speed	0.523 (0.415)	1.246*** (0.232)	1.564*** (0.393)	0.588 (0.378)
Work_ experience	0.012 (0.032)	0.184*** (0.056)	−0.080 (0.091)	0.026 (0.051)
Attitude_ certainty (H_1)	0.068 (0.085)	0.268*** (0.056)	0.355*** (0.091)	0.181* (0.086)
N	1700	1700	800	800
Log likelihood	−750.320	−1002.015	−467.939	−427.708
LR chi2	391.270	244.770	125.640	143.000
Prob>chi2	0.000	0.000	0.000	0.000
Pseudo R^2	0.207	0.109	0.118	0.143

注：括号中的数字为标准误差；* $p<0.05$，** $p<0.01$，*** $p<0.001$。

由表 3-6 可以看出，低线上资历组中态度确定性的主效应（$\alpha=0.268$，$p<0.001$）显著大于高线上资历组中态度确定性的主效应（$\alpha=0.068$，$p>0.05$），表明医生的线上资历负向调节态度确定性对患者健康信息采纳的影响；高线下资历组中态度确定性的主效应（$\alpha=0.355$，$p<0.001$）显著大于低线下资历组中态度确定性的主效应（$\alpha=0.181$，$p<0.05$），表明医生的线下资历正向调节态度确定性对患者健康信息采纳的影响。

表 3-7　疾病严重性子样本稳健性检验

变量	Disease_ severity	
	High_ Disease_ severity	Low_ Disease_ severity
常数项	−1.544** (0.581)	−2.569*** (0.797)
Patient_ gender	−0.062 (0.114)	0.060 (0.115)

续表

变量	Disease_ severity	
	High_ Disease_ severity	Low_ Disease_ severity
Patient_ age	−0.079* (0.040)	−0.059 (0.062)
Payments_ for_ ans	0.002 (0.002)	−0.001 (0.002)
Patient_ involvement	0.773*** (0.086)	0.636*** (0.095)
Question_ length	0.165* (0.065)	−0.030 (0.078)
Question_ emotion	−0.000 (0.002)	−0.002 (0.002)
Answer_ competing	−0.462*** (0.041)	−0.317*** (0.029)
Answer_ length	0.219*** (0.066)	0.175 (0.094)
Answer_ emotion	−0.000 (0.002)	0.004 (0.002)
Response_ speed	0.818*** (0.216)	1.853*** (0.441)
Work_ experience	0.031 (0.036)	0.137*** (0.037)
Attitude_ certainty（H_1）	0.111 (0.248)	−0.464 (0.288)
Online_ seniority	0.087 (0.071)	0.050 (0.060)
Offline_ seniority	−0.082 (0.110)	−0.118 (0.144)
Attitude_ certainty× Online_ seniority（H_2）	−0.306*** (0.082)	−0.109 (0.068)
Attitude_ certainty× Offline_ seniority（H_3）	0.066 (0.104)	0.229 (0.130)
N	2000	2000

变量	Disease_ severity	
	High_ Disease_ severity	Low_ Disease_ severity
Log likelihood	−1066. 613	−1012. 301
LR chi2	0.000	0.000
Pseudo R^2	0.163	0.159

注：括号中的数字为标准误差；$^*p<0.05$，$^{**}p<0.01$，$^{***}p<0.001$。

由表 3-7 可以看出，高疾病严重性组中态度确定性与线上资历交互项的影响（$\beta=-0.306$，$p<0.001$）显著小于低疾病严重性组中态度确定性与线上资历交互项的影响（$\beta=-0.109$，$p>0.05$），表明疾病严重性、态度确定性和线上资历对患者健康信息采纳的影响存在负向交互作用。

3.5 研究讨论与结论

本章关注在线医疗社区的用户健康信息采纳行为，旨在探讨医生的态度确定性及其与资历（包括线上资历和线下资历）和疾病严重性的交互作用对在线医疗社区患者健康信息采纳的影响，研究假设检验结果如表 3-8 所示。

表 3-8　患者信息采纳行为假设检验结果

序号	假设描述	检验结果
H_1	态度确定性对患者健康信息采纳有正向影响。也就是说，医生对健康信息的确定程度越高，患者采纳的可能性越大	支持
H_2	医生的线上资历正向调节态度确定性对患者健康信息采纳的影响	不支持
H_3	医生的线下资历正向调节态度确定性对患者健康信息采纳的影响	支持
H_{4a}	疾病严重性、态度确定性和线上资历对患者健康信息采纳的影响存在负向的三项交互作用	支持
H_{4b}	疾病严重性、态度确定性和线下资历对患者健康信息采纳的影响存在负向的三项交互作用	不支持

3.5.1 研究发现与讨论

本章主要有以下 4 个发现。

（1）本章关注了医疗健康领域专业人士——医生的态度确定性，为态度确定性的研究做出了贡献。不用于以往研究使用相关性、及时性、完整性和准确性（Jin et al.，2016；Zhang et al.，2020；Zhou，2021）等衡量论证质量，本章将态度确定性作为论证质量，通过文本挖掘技术，强调了嵌入在健康信息内容中的态度确定性对用户采纳意愿的影响，类似于态度确定性在其他领域的作用研究（Li et al.，2021；Pezzuti et al.，2021）。研究结果表明，医生在在线医疗社区提供健康信息时的态度确定性对患者采纳意愿有显著的正向影响。正如医生在回答问题时使用积极的情感词汇提供情感支持一样，医生也可以通过使用能够反映他们对所提供的健康信息自信程度的确定性词汇增加观点的说服力和力量。患者倾向于采纳包含更多确定性词语的答案满足他们的健康需求。

（2）本章将医生的线上资历和线下资历作为来源可靠性的两个方面，通过识别两个信息提供者的特征——线上资历和线下资历，以及其与态度确定性的交互作用，补充了信息采纳的研究文献。虽然态度确定性和医生线上资历均对患者健康信息采纳的决定有正向影响，但是结果表明，线上资历会削弱态度确定性的正向影响。这可能是因为医生的线上资历与其在网络上的表现密切相关，如强大的在线形象、幽默的写作风格、丰富的情感支持和大量的粉丝等。当一个人在网络上非常受欢迎时，社会影响主要通过身份产生。特别是，当某人试图与一个受欢迎的人建立或维持联系时（Li et al.，2021）。将这种识别影响应用到本章研究环境中，一个具有较高线上资历的医生应该会导致接收者无意识的启发式处理，这需要最少的直接思考信息。也就是说，医生的线上资历对态度确定性与患者健康信息采纳的关系具有负向调节作用。由图 3-4 可知，当线上资历较低时，态度确定性对信息采纳的影响为正，但是随着线上资历提升，这种影响会越来越弱。

（3）虽然医生的线上资历和线下资历均对患者健康信息采纳有正向影响（Zhang et al.，2020），但是在影响患者决策方面存在显著差异。研究结果表明，医生的线下资历正向调节态度确定性与患者健康信息采纳之间的关系。一般认为，具有较高专业职称的医生具备丰富的专业知识和专长（Zhang et al.，2020；Zhang et al.，2020），这类医生提供的健康信息也被认为具有高度可靠性，可以增强态度确定性的积极影响。该研究结果与之前的研究结果一致，Li 等（2021）、Nan（2009）、Tormala 等（2004）发现，与低专业技能的来源相比，高专业技能来源的信息态度确定性更高。因此，患者会认为高线下资历的医生提供的健康信息态度确定性更高，更愿意采纳，见图 3-5。此外，本章还探讨论证了论证质量与来源可靠性之间的交互作用，扩展了信息采纳模型。

（4）本章为用户动机在信息采纳模型中的作用提供了一个新的研究视角。除了用户参与度和自我效能（Jin et al.，2016；Zhang et al.，2020）外，疾病严重性作为一种用户特征，也反映了个人动机水平，能够正向调节论证质量对信息采纳意愿的影响，负向调节来源可靠性对信息采纳意愿的影响。研究发现，态度确定性、线上资历和疾病严重性对患者健康信息采纳的影响存在负向的三项交互作用。高疾病严重性的患者具有较高的动机（Cao et al.，2017），正向调节论证质量——态度确定性的影响，负向调节来源可靠性——线上资历的影响，见图 3-6。在高疾病严重性的患者中，低线上资历水平并没有改变态度确定性的正向影响作用，这与图 3-4 表现一致。这是因为疾病严重性增强了态度确定性与线上资历之间负向的两项交互作用。态度确定性、线下资历、疾病严重性对患者健康信息采纳负向的三项交互作用是不显著的。无论是高疾病严重性的患者还是低疾病严重性的患者，将医生的线下资历作为来源可靠性的参考都会增强态度确定性对采纳意愿的影响。这一结果强调了将用户特征纳入理论发展和实证研究的重要性，并通过考察论证质量、来源可靠性和接收者动机水平三者之间的交互作用，扩展了现有的信息采纳模型。

3.5.2　研究意义与局限性

本章对在线医疗社区的有效运营管理和在线健康信息的提供者也具有以下几点现实意义。

（1）与线下面对面的交流中医生可以使用微表情或动作显示自信程度不同，在与患者的在线文本交流中，医生可以使用几个确定性词汇支持自己的观点，从而增加自己观点的说服力。除了相关性、及时性和情感支持外，医生认为他们提供的答案可信度和准确度也可作为论证质量的指标。医生想要他们贡献的健康知识被广泛接受，首先应该让患者相信他们的观点是正确的，并对自己的观点有信心。此外，社区管理人员可以考虑在医生回答质量的排序中增加确定性因素，并将高确定性的答案移到列表的顶部，从而简化用户对有价值健康信息的访问。

（2）本章发现，高线上资历非但没有增强态度确定性对患者健康信息采纳的积极影响，反而削弱了这种积极影响。医生仅仅通过建立在线医疗社区中的良好形象提高健康信息的来源可靠性是错误的策略。与线上资历相比，患者倾向于将医生的线下表现作为来源可靠性的参考，即医生的线下资历增强了态度确定性的正向影响。因此，医生应该更多地关注线下资历如职称的提升。此外，社区管理者在给出医生的回答时，还应向患者提供医生的线上资历和线下资历作为参考，包括用户满意度、采纳率、积极评论数量和回答数量，以及专业职称等。

（3）除了信息特征和提供者特征外，接收者的个人特征，尤其是动机水平也会影响健康信息的采纳意愿。本章发现，医生的态度确定性和线上资历、疾病严重性对患者健康信息采纳存在负向的三项交互作用。对于高疾病严重性的患者，高的个人动机水平虽然会正向调节态度确定性的影响，但是会负向调节线上资历的影响。因此，医生应该认识到，不同疾病严重性患者的信息采纳标准是不同的，不能一概而论。

本章存在以下问题需要在未来进一步研究。首先，本章只使用了一个在线医疗社区——快速问医生网站的数据检验研究模型和假设，虽然它是中国最大和最受欢迎的在线医疗社区之一，但研究发现其可能缺乏普遍性。未来的研究可以考虑收集多个在线医疗社区和多种疾病类型的数据，从而检验网站异质性和疾病异质性对患者健康信息采纳的影响。其次，由于可用数据的局限性，本章使用了3个测量项衡量医生的在线资历，包括收到的积极评论数量、用户满意度和采用率，未来研究可以通过参考其他包括医生使用时间在内的研究衡量在线资历。最后，根据之前的文献，本章用医生的职称衡量其线下资历，未来研究可以通过使用其他测量数据检验实证结果的稳健性，如工作年数、治疗的患者数量。

3.6 本章小结

本章旨在探讨在线医疗社区患者的健康信息采纳行为。基于双重加工理论和信息采纳模型，分析论证质量——态度确定性，以及其与来源可靠性（医生的线上资历和线下资历）、患者特征和动机水平（疾病严重性）的交互作用对患者健康信息采纳的影响。实证结果显示，态度确定性对患者健康信息采纳有正向影响。医生的线上资历负向调节态度确定性对患者健康信息采纳的影响，而线下资历正向调节态度确定性对患者健康信息采纳的影响。此外，态度确定性、线上资历和疾病严重性对患者健康信息采纳的影响存在负向的三项交互作用。本章为电子健康的研究和实践做出了一定的理论与实践贡献。

4 在线医疗社区患者服务采纳
行为及其影响因素研究

尽管在线医疗社区已经成为患者方便获取专业医疗服务的重要平台，但是关于在线医疗社区患者如何跨不同阶段（初始采纳阶段和后采纳阶段）采纳医疗服务的认识仍不足。本章旨在了解：①哪些因素影响在线医疗社区中患者服务采纳决策；②两个阶段中影响患者服务采纳决策的因素有何不同。本章基于详尽可能性模型和服务质量理论，将信息质量和交互质量作为患者采纳服务的中心路径，电子口碑作为外围路径，并就中心路径和外围路径在患者初始采纳与后采纳阶段的相对重要性提出了比较假设。本章通过收集中国一个流行的在线医疗社区的客观数据，应用文本挖掘技术、情感分析技术和负二项回归模型对研究假设进行检验，并指出研究的意义和管理建议。

4.1 患者服务采纳问题描述

随着健康 2.0 技术的发展，越来越多的人利用互联网满足自己的健康需求。在线医疗社区正在改变人们获取疾病知识和治疗知识的方式，引起了健康行业和学术界的重大关注。在线医疗社区是传统互联网医患关系的延伸，医生可以充分利用业余时间和专业知识远程为患者提供服务，患者可以通过在线平台获取在线医疗服务（Lu et al.，2019；Wu and Lu，2017）。事实上，在线医疗社区已经发展成在治疗过程中为患有慢性疾病或严重疾病的人群提供服务的流行工具之一，通过促进与患者共享健康相关知识，支持患者的自我健康管理，可以解决线下医院面临的诸多关键问题，比如，容量有限、排长队和地理不便等问题（Johnstion et al.，2013；Lu et al.，2011）。

初始采纳和后采纳是用户采纳产品或服务的两种形式（Zhou，2011）。许多学者分析了初始采纳、后采纳及其影响因素（Karahanna et al.，1999；McLean et al.，2020；Yang et al.，2012），但医疗健康领域的服务采纳一直被忽视。在线医疗服务是对线下医疗服务的重要补充。一方面，有诊疗需求的患者可以在在线医疗社区中浏览大量的在线健康信息，了解医生的医疗技能和服务，方便患者在诊断前向全国各地医院的医生咨询（Goh et al.，2016）。另一方面，在线下医院接受诊疗的患者无须再去医院，就可以在在线医疗社区找到相应的医生进行进一步会诊，这为患者尤其是外地患者与偏远地区的患者节省了时间和金钱（Li et al.，2021）。在本章，初始采纳是指患者首次享受医生提供的医疗服务，也就是将潜在患者转化为实际患者；后采纳是指患者持续、反复地享受同一位医生提供的医疗服务，是将新患者转化为忠实患者。这两种医疗服务的采纳不仅与服务转化率密切相关（Chen et al.，2020），而且与用户留存率密切相关（Wu et al.，2020）。既有关于在线医疗社区患者服务采纳的研究主要集中在初始采纳方面（Cao et al.，2017；Chen et al.，2021；Yang et al.，2020），关于后采纳服务的研究（Li et al.，2021）很匮乏，特别是关于两个阶段服务采纳的比较研究。为突破现有研究的局限性，缩小现有研究的差距，本章将重点比较患者初始采纳服务和后采纳服务的情况，旨在确定影响在线医疗社区患者服务采纳行为的因素，有针对性地提高服务转化率和用户留存率。详尽可能性模型为揭示患者决策的潜在机制提供了一个有用的途径（Cao et al.，2017；Jin et al.，2016；Li et al.，2021），因此，本章基于详尽可能性模型研究在线医疗社区患者服务采纳。

随着消费者对高质量服务的需求日益增加，服务质量已成为管理研究的一个关键问题，特别是在医疗健康领域。服务质量及其在患者决策过程中的作用一直是医疗服务研究的焦点（Cao et al.，2017；Wu et al.，2020；Yang，

Guo，and Wu，2015）。本章以详尽可能性模型和服务质量理论为理论基础，将医生服务质量的在线健康信息确定为中心路径，即信息质量和交互质量（Akter et al.，2013），这些信息需要个人批判性地思考与问题相关的争论（Petty and Cacioppo，1986）。相比之下，患者依赖于一些在线信息线索，如系统生成信息（Yang et al.，2015）、在线评论（Chen et al.，2021）和电子口碑（Cao et al.，2017；Li et al.，2021；Lu and Wu，2016）等，决定他们在外围路径上的决策。此外，详尽可能性模型还提出个体态度的改变是通过中心路径还是外围路径取决于详尽可能性，即用户的认知能力或动机（Bhattacherjee and Sanford，2006）。本章以医生的电子口碑作为信息加工的外围路径，将患者所处阶段作为采纳医疗服务的动机因素，旨在回答以下问题。

RQ1：医生医疗服务的信息质量与交互质量是否会影响患者初始采纳服务和后采纳服务？

RQ2：医生医疗服务的电子口碑是否会影响患者初始采纳服务和后采纳服务？

RQ3：信息质量、交互质量、电子口碑对患者初始采纳服务和后采纳服务的影响有何差异？

4.2　服务采纳研究模型与假设

为了打破现有研究的局限性，并回答以上提出的研究问题，本章建立了在线医疗社区患者服务采纳的研究模型，如图4-1所示。

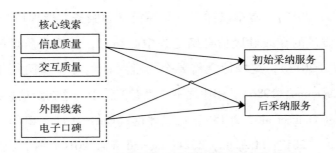

图4-1 在线医疗社区患者服务采纳的研究模型

基于详尽可能性模型和服务质量理论，本章解释信息质量、交互质量和电子口碑与患者服务采纳（初始采纳服务和后采纳服务）之间的关系。具体假设提出过程如下所述。

4.2.1 中心路径对服务采纳的影响

服务质量一直是医疗健康领域的研究重点，已经被证明对用户的态度（Zhou，2012；Zhou et al.，2016）和决策（Cao et al.，2017；Li et al.，2021）有积极影响。因为患者认为，高服务质量的医生在诊断和治疗疾病方面更专业，所以，他们非常关注医生的服务质量。在本章，服务质量作为最关键的影响因素之一，是患者采纳决策的中心路径。审查中心路径的信息需要用户投入大量的时间和精力（Ho and Bodoff，2014）。在线医疗社区中涉及数千名医生的公共健康信息，患者需要花费较多时间和精力评估医生的服务质量并做出选择。

为了更好地评价服务质量，本章基于Akter等（2013）提出的服务质量模型，从信息质量和交互质量两个方面衡量医生提供的医疗服务质量。信息质量是指服务过程带来的好处，或者用户从与服务提供商的交互中获得的好处（Aharony and Strasser，1993；Grönroos，1984），包括两个主题：一个主题是功利利益，是指信息服务于其实际目的的程度；另一个主题是享乐利益，是指信息服务引起积极感受的程度（Fassnacht and Koese，2006）。由于在线医疗社区中的用户是基于文本信息连接的，用户可以通过在线文本信息的传递获得在线信息支持和情感支持（Jin et al.，2016）。信息支持与解决用户特定的健康问题有关，情感支持通过信息传递快乐或悲伤，或表达关心和关怀，这与信息质量的功利利益和享乐利益是一致的。信息支持和情感支持作为信息质量的两个不同维度，已经被证明与患者的健康状况（Yan and Tan，2014）、满意度（Chen et al.，2020）和信息采纳意愿（Jin et al.，2016）等密切相关。本章使用信息效用替代信息支持，反映医生回复对于解决患者健康问题的有用程度。

详尽可能性模型认为，中心路径的线索质量正向影响用户选择（Bhat-tacherjee and Sanford，2006）。在网站环境中，信息质量对用户来说很重要，能够影响他们的态度、参与度和在线行为（Cyr et al.，2018）。对于初始采纳患者来说，因为他们不熟悉在线医疗社区的医生选项，需要花费大量的时间和精力评估医生在交互过程中提供的信息效用与情感支持，选择合适的医生采纳服务。然而，已经体验过线下医疗服务的后采纳患者仍然需要参考在线信息质量决定是否继续采纳该医生的医疗服务。一方面，医疗服务被广泛视为一种专业的服务而不是简单的业务流程，患者对信息质量的依赖并不会因为一两次的咨询而消失。另一方面，与线下面对面的医疗服务不同，在线医疗社区中的医患交互记录有助于患者获得医生提供的信息效用和情感支持（Chen et al.，2020）。基于上述讨论，有理由相信，信息质量会影响患者的医疗服务采纳决策，本章提出以下研究假设。

H_{1a}：医生医疗服务的信息质量对患者初始采纳服务有正向影响。

H_{1b}：医生医疗服务的信息质量对患者后采纳服务有正向影响。

交互质量，是指服务提供者与用户之间交互过程的质量（Brady and Cronin，2001；Dagger et al.，2007；Grönroos，1984）。在线医疗社区中的医生与患者之间的互动是医生和患者之间的在线交流，包括信息传递和帮助患者了解自身的健康状况与治疗方法。通常，医患之间的互动质量是通过回复速度和交互深度两个方面衡量的（Yang，Guo，and Wu，2015；Yang et al.，2019）。回复速度，是指从消费者提出请求到服务提供者履行的时间间隔，反映了服务提供者能否及时地满足消费者需求。交互深度，是指服务提供者与消费者之间来回交互的次数，反映了服务提供者的意愿和态度（Yang et al.，2019）。在初始采纳阶段和后采纳阶段，患者通过浏览过去的医患在线交互记录来判断医生的交互质量。快速的回复和深度的交互可以反映医生具备帮助患者处理健康相关问题的意愿及能力，已经被证明能够影响患者满意度和持续咨询意愿（Yang et al.，2015；Yang et al.，2019）。因此，本章提出以下研究假设。

H_{2a}：医生医疗服务的交互质量对患者初始采纳服务有正向影响。

H_{2b}：医生医疗服务的交互质量对患者后采纳服务有正向影响。

4.2.2　外围路径对服务采纳的影响

使用外围路径处理的用户依赖心理捷径和简单的线索塑造他们的态度。电子口碑是消费者在互联网上提出、发布和分享与消费相关的建议（Hennin-Thurau et al.，2004），是关于购买决策最具影响力的说服性信息之一，是影响用户态度和选择的重要因素（Beldad et al.，2010）。外围路径之所以关注电子口碑（Bi et al.，2017），是因为电子口碑代表了一个突出的、可信的信号。一方面，电子口碑是一种用户生成信息，来源于过去用户体验的评价和评分，它可以让用户以最小的成本了解产品或服务的性能。另一方面，由于缺乏相关的经验和知识，用户不得不依靠电子口碑等二手信息形成对新事物的最初信任和态度。通过电子口碑的影响，一个产品或服务的在线评论和评分数量表明了该产品或者服务的受欢迎程度（Chatterjee，2001），并可能使潜在用户更加合理化他们的选择和决定。由于医疗服务是一种体验式产品，电子口碑通常被认为是对患者服务体验和医生表现的真实、公正反映。患者依靠电子口碑判断医生的服务质量，更倾向于选择电子口碑较高的医生（Cao et al.，2017；Li et al.，2021；Lu and Wu，2016）。因此，本章提出以下研究假设。

H_{3a}：医生的电子口碑对患者初始采纳服务有正向影响。

H_{3b}：医生的电子口碑对患者后采纳服务有正向影响。

4.2.3 初始采纳服务与后采纳服务的差异

过去研究表明，在信息技术（Karahanna et al.，1999）、移动支付（Yang et al.，2012）、情境感知服务（Liu et al.，2016）和移动商务应用（Mclean et al.，2020）等场景下，初始采纳阶段与后采纳阶段的消费者态度和行为存在差异。初始采纳的影响因素可能更强，或更弱，或与后采纳的影响因素不同。因此，有理由认为，影响患者采纳医疗服务的因素在初始采纳阶段和后采纳阶段是不同的。

详尽可能性模型表明，在在线决策过程中，用户使用中心路径和外围路径处理线索受到个人能力与动机的调节（Bhattacherjee and Sanford，2006；Petty and Cacioppo，1986）。处理动机是指用户对问题或对象的个人关联性或重要性的感知，这种感知会影响信息处理的强度。如果用户认为一个给定的信息是有价值的，是与决策相关的，他们的个人动机水平就会较高，更有可能花费大量时间和必要认知努力审查它。相反，如果用户在相同的信息中没有感知到个人关联和价值，他们的个人动机水平就会较低，更有可能依赖外围线索（Bhattacherjee and Sanford，2006）。这在医疗服务中也得到了证实，高动机水平的患者倾向于通过中心路径而非外围路径处理信息，也就是有关服务质量的信息（Cao et al.，2017；Li et al.，2021）。

服务质量一直是在线医疗社区患者决策过程的决定因素（Cao et al.，2017；Li et al.，2021；Yang et al.，2015）。由于初始采纳阶段的患者对在线医疗社区的医生选项缺乏了解，他们需要浏览在线健康信息来判断医生的服务质量并做出适当的决定（Yang et al.，2015）。因此，与医生服务质量相关的在线健康信息（如信息质量和交互质量）对初始采纳者是有价值的，与他们的决策过程密切相关。这样的患者个人动机水平很高，愿意花费大量时间和精力处理这些信息，也就是本章的中心线索。然而，后采纳阶段的患者已经在线下医院接受了医生的诊断和治疗，他们需要做的只是在在线医疗社区中找到同一个医生，上传他们的诊断记录以便后续的诊断和治疗（Li et al.，2021）。对他们而言，关于信息质量和交互质量的在线健康信息价值较低，甚至没有价值，也就是说后采纳患者的动机水平较低。

此外，初始采纳的信念主要是通过间接经验（情感或认知）形成的，而后采纳的信念主要是基于消费者过去的经验形成的（Karahanna et al.，1999）。通常大多数初始采纳的患者是第一次了解这种疾病的信息和服务，缺乏经验。通过浏览医生与既往患者的交互记录，这些患者可以获得间接经验，从而形成对信息质量和交互质量的判断。相反，后采纳阶段的患者由于在线下医院接受了医生的诊断和治疗（Li et al.，2021），对服务质量有真实体验，对医生的信念已经通过直接经验形成（Liu et al.，2021）。因此，关于信息质量和交互质量的线索与患者决策的相关性较小，后采纳阶段的患者不再花费更多的时间和精力决定是否继续采纳该服务。根据上述讨论，本章提出以下研究假设。

H_{4a}：医生医疗服务的信息质量对患者初始采纳服务的正向影响大于对后采纳服务的正向影响。

H_{4b}：医生医疗服务的交互质量对患者初始采纳服务的正向影响大于对后采纳服务的正向影响。

详尽可能性模型认为，外围路径往往依赖于与线索相关的环境特征，而不需要用户给予足够的思考或认知努力（Bhattacherjee and Sanford，2006）。在在线医疗社区中，医生的电子口碑是由经历过医疗服务的患者产生的，被视为一个可靠和公正的信息来源。电子口碑是患者对疾病治疗过程的描述，也是他们对医生的医疗服务技能和质量的评价（Lu and Wu，2016；Yang et al.，2015），包括信息质量和交互质量。一方面，后采纳阶段的患者因为已经经历过医疗服务，所以更依赖电子口碑这样的客观信息判断医生整体特别是在线表现。这些患者也就不愿意进一步参与到处理关于服务质量的信息中。另一方面，电子口碑可以为采纳决策的合法性和适宜性提供强有力的证据（Karahanna et al.，1999），从而降低采纳的感知风险和不确定性。高电子口碑意味着医生的信息质量和交互质量得到了大多数患者的认可；相反，低电子口碑意味着医生的表现较差。潜在患者在进行决策时愿意跟随大多数患者的选择，从而降低风险和不确定性，因此他们更加依靠诸如电子口碑这样的客观信息。基于上述讨论，本章提出以下研究假设。

H_{4c}：医生的电子口碑对患者初始采纳服务的正向影响弱于对后采纳服务的正向影响。

4.3　数据收集及变量测量

4.3.1　数据收集

本章研究背景是中国领先的在线医疗平台——好大夫在线，它是中国比较受欢迎和专业的在线医疗社区之一。该平台成立于 2006 年，会集了来自全国各地不同医院的近 20 万名医生，每天为近 30 万名患者提供服务。

本章之所以使用好大夫在线网站的数据来检验假设，是因为该平台具有以下几个特点。①该平台是中国最大的医患互动平台，在医患之间非常受欢迎。对这样一个大而受欢迎的平台进行研究，可以为本章提供丰富的研究数据，增加研究结果的普遍适用性。②该平台为患者提供多种在线服务类型，其中包括在线随访服务。患者可以在线下医院接受医生的医疗服务后在该平台上继续咨询。也就是说，该平台上患者的服务类型可以分为初始采纳服务和后采纳服务。③在该平台注册使用的医生有个人主页，主页上展示了大量的在线健康信息，包括医生的背景信息、患者评论、在线医患交互记录等。这些为信息科学领域的研究提供了足够有价值的特征信息。好大夫在线网站上医生主页示例如图 4-2 所示，好大夫在线网站上医患交互示例如图 4-3 所示。

本章开发了一个基于 Python 的爬虫程序，分别在 2021 年 4 月和 5 月自动下载了好大夫在线网站上医生的主页与信息。本章共收集了高血压、糖尿

病、脑梗死、冠心病、抑郁症、白血病、胃癌和肝癌 8 种慢性疾病类型的
数据。在删除无效数据后，最终获得了来自中国大陆 2023 名医生的样本数
据集。

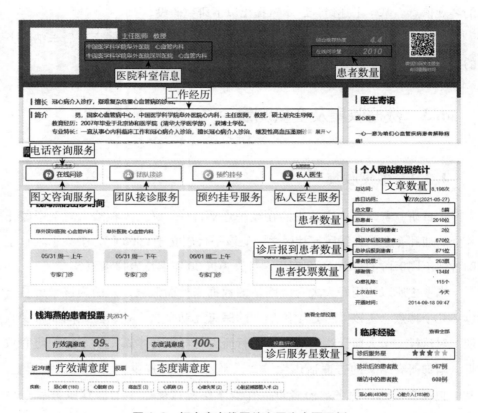

图 4-2　好大夫在线网站上医生主页示例

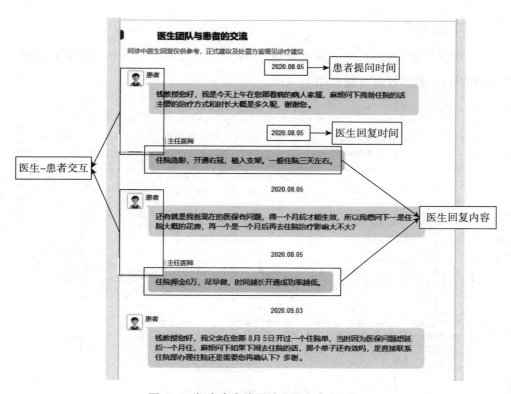

图 4-3　好大夫在线网站上医患交互示例

4.3.2　变量定义和测量

1. 因变量

本章研究的因变量包括初始采纳服务（*First_AS*）和后采纳服务（*Post_AS*）。首先，参考 Li 等（2021）的研究，本章使用医生一个月内使用在线随访服务的患者数量（又称为"诊后报到的患者数量"）的增量来测量后采纳服务（*Post_AS*）。其次，由于好大夫在线网站中医生主页上显示了总患者数量和随访患者数量，总患者数量减去随访患者数量即为非随访患者数量，也就是初始采纳服务的患者数量。因此，本章使用总患者增量减去在线随访患者增量测量初始采纳服务（*First_AS*）。

2. 自变量

本章自变量包括三个：信息质量（*InfQ*）、交互质量（*IntQ*）和电子口碑（*eWOM*），具体计算过程如图4-4所示。

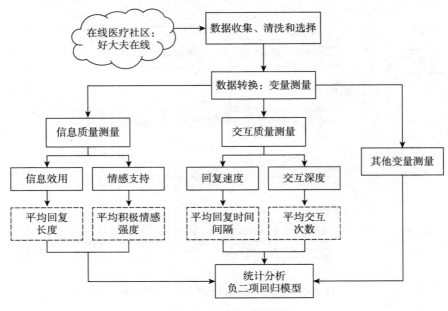

图4-4　变量计算过程

（1）信息质量（*InfQ*）。

信息质量（*InfQ*）通过信息效用和情感支持两个条目测量，它们是通过文本挖掘技术从医患在线交互的文本信息中提取出来的。首先，信息效用是指服务提供者回复的详细内容，包括向患者提供有关其病情的信息、解释具体的护理和康复过程，以及提供有关处方药物可能产生的副作用的一些信息（Yang et al.，2019）。本章使用医生回复内容的平均长度衡量信息效用，即去除停止词后医生回复的平均字数。其次，情感支持是通过医生回复内容的平均积极情绪强度测量的。本章使用 SnowNLP 计算医生回复内容的情感得分，得分代表积极情绪发生的概率（Liu et al.，2020）。最后，本章利用 PCA 和旋转因子得分，根据得分系数将信息效用和情感支持两个测量项加权成一个线性组合，得到一个均值为 0，方差为 1，符合标准正态分布的变量——信息质量（$InfQ$）。

（2）交互质量（$IntQ$）。

交互质量（$IntQ$）通过回复速度和交互深度两个条目测量。首先，参考 Yang、Guo 和 Wu（2015）与 Yang 等（2019）的研究，本章研究使用了回复时间（$Response\_Time$）作为回复速度（$Response\_Speed$）的替代变量，利用式（4-1）计算医生回复患者咨询的平均时间间隔。因为回复时间（$Response\_Time$）的一些值为 0，通过式（4-2）进行转换，计算得到回复速度（$Response\_Speed$）。其次，交互深度是通过在线咨询中医患交互轮数（一次完整的提问和回答）的平均值计算的。最后，本章再次使用 PCA 和旋转因子得分计算，得到一个均值为 0，方差为 1，符合标准正态分布的变量——交互质量（$IntQ$）。

$$Response\_Time_i = \frac{\sum_{m=1}^{M}\left[\sum_{n=1}^{N}(Ask\_time_{nm} - Response\_time_{nm})/N\right]}{M} \tag{4-1}$$

$$Response\_Speed_i = \frac{1}{(Response\_Time_i + 1)} \tag{4-2}$$

其中，i 代表医生，n 代表医患交互，m 代表在线咨询；Ask_time 与 $Response\_time$ 分别代表患者提问时间点和医生回复时间点；$Response\_Time$ 代表医生的平均回复时间间隔；$Response\_Speed$ 代表医生的平均回复速度。

（3）电子口碑（$eWOM$）。

好大夫在线网站的电子口碑有多种形式，如患者对治疗效果和治疗态度的满意度（Lu and Wu，2016）、患者投票数（Cao et al.，2017；Li et al.，2021）、患者访问数和服务星数（Cao et al.，2017）等。参考 Cao 等（2017）的研究，本章使用好大夫在线网站上生成的医生服务星数量衡量电子口碑（$eWOM$）。医生服务星数量越多，说明该医生电子口碑（$eWOM$）越高（如良好的声誉）。为了比较 3 个自变量的影响作用（Zhang et al.，2021），本章也对电子口碑（*eWOM*）进行了标准化，如式（4-3）所示。

$$STD\ (x)\ =\frac{(x-\bar{x})}{\delta_x} \tag{4-3}$$

3. 控制变量

本章使用在线服务类型（*Online_services*）、服务价格（*Service_price*）、文章数（*Paper_number*）、工作经历（*Work_experience*）、患者满意度（*Patient_satisfaction*）、患者投票数（*Patient_votes*）和患者访问数（*Patient_visits*）作为控制变量。①好大夫在线网站上医生可以提供的服务类型包括图文咨询服务（*Written_consultation*）、电话咨询服务（*Phone_consultation*）、预约挂号服务（*Appointment*）、私人医生服务（*Private_doctor*）和团队接诊服务（*Expert_team*）。本章使用四个虚拟变量（0或1）分别代表电话咨询服务（*Phone_consultation*）、预约挂号服务（*Appointment*）、私人医生服务（*Private_doctor*）和团队接诊服务（*Expert_team*）。②因为图文咨询服务和电话咨询服务是医生两种主要的服务类型，研究通过这两种服务的平均价格衡量服务价格（*Service_price*）。③文章数（*Paper_number*）用 t 时刻前医生主页上显示的发表文章数来测量。④工作经历（*Work_experience*）用医生主页上显示的自我描述的工作经历长度来测量。⑤除此之外，本章研究还控制了除服务星数以外的其他形式电子口碑，如患者满意度（*Patient_satisfaction*）、患者投票数（*Patient_votes*）和患者访问数（*Patient_visits*）。其中，患者满意度（*Patient_satisfaction*）是由已经完成医疗服务的患者对医生治疗效果与态度的评分通过 PCA 和旋转因子得分计算得到的（Lu and Wu，2016）。

由于变量文章数（*Paper_number*）、工作经历（*Work_experience*）、患者投票数（*Patient_votes*）和患者访问数（*Patient_visits*）的方差较大，且有的最小值为 0，本章对它们进行了自然对数变换，即 $\log\ (x+1)$。

参考 Li 等（2021）的研究，在研究模型中还纳入了疾病固定效应（*Disease_fixed_effects*）和医院固定效应（*Hospital_fixed_effects*），以控制未观察到的疾病异质性和医院异质性，使这两种异质性不随时间变化。

研究变量的概况如表 4-1 所示，包括因变量、自变量和控制变量。

表 4-1 变量及其测量项

变量类型	变量名称	变量符号	测量项
因变量	初始采纳服务	*First_AS*	非随诊患者数
	后采纳服务	*Post_AS*	随诊患者数
自变量	信息质量	*InfQ*	（1）信息效用； （2）情感支持
	交互质量	*IntQ*	（1）回复速度； （2）交互深度
	电子口碑	*eWOM*	服务星数
控制变量	在线服务类型	*Online_services*	图文咨询服务（*Written_consultation*）、电话咨询服务（*Phone_consultation*）、预约挂号服务（*Appointment*）、私人医生服务（*Private_doctor*）和团队接诊服务（*Expert_team*）
	服务价格	*Service_price*	（1）图文咨询服务价格； （2）电话咨询服务价格
	文章数	*Paper_number*	文章数
	工作经历	*Work_experience*	工作经历
	患者满意度	*Patient_satisfaction*	疗效满意度、 态度满意度
	患者投票数	*Patient_votes*	患者投票数
	患者访问数	*Patient_visits*	患者访问数
	疾病固定效应	*Disease_fixed_effects*	—
	医院固定效应	*Hospital_fixed_effects*	—

4.3.3 数据处理和描述统计

研究变量描述统计的结果如表 4-2 所示，包括均值、标准差、最小值和最大值。在进行回归分析之前，本章首先对主要变量进行了相关分析，结果如表 4-3 所示。其中，最大相关系数为 0.681，小于 0.800，可以有效避免多重共线性。

表 4-2　变量描述统计（*N*=2023）

变量	均值	标准差	最小值	最大值
Written_consultation	0.982	0.132	0.000	1.000
Phone_consultation	0.856	0.352	0.000	1.000
Appointment	0.368	0.482	0.000	1.000
Private_doctor	0.533	0.499	0.000	1.000
Expert_team	0.089	0.285	0.000	1.000
Service_price	126.113	116.746	0.000	1350.000
Paper_number	26.941	84.031	0.000	1494.000
Work_experience	483.656	882.191	0.000	18618.000
Patient_satisfaction	0.000	1.000	−11.460	0.261
Patient_votes	149.407	207.569	1.000	3809.000
Patient_visits	1512603.000	3324974.000	991.000	5.880×10^{7}
InfQ	0.000	1.000	−2.897	5.311
IntQ	0.000	1.000	−2.419	7.955
eWOM	0.000	1.000	−0.865	2.270
First_AS	14.718	25.257	0.000	314.000
Post_AS	13.971	22.778	0.000	144.000

表 4-3　变量相关分析（*N*=2023）

变量	*InfQ*	*IntQ*	*eWOM*	*First_AS*	*Post_AS*
InfQ	1.000				
IntQ	−0.129	1.000			
eWOM	−0.171	0.101	1.000		
First_AS	−0.036	0.040	0.275	1.000	
Post_AS	−0.139	0.069	0.681	0.328	1.000

4.4 研究方法与结果

4.4.1 研究方法

考虑到因变量初始采纳服务（*First_AS*）和后采纳服务（*Post_AS*）为方差显著大于均值的计数变量，本章采用负二项回归模型检验信息质量（*InfQ*）、交互质量（*IntQ*）和电子口碑（*eWOM*）对初始采纳服务（*First_AS*）和后采纳服务（*Post_AS*）的影响，分别如式（4-4）和式（4-5）所示。在式（4-4）中，$\alpha_0 \sim \alpha_3$ 为待估计参数；在式（4-5）中，$\beta_0 \sim \beta_3$ 为待估计参数。

$$First\_AS_{ikh} = First\_AS_{ikh,\,t+1} - First\_AS_{ikh,\,t}$$

$$= \alpha_0 + \alpha_1 InfQ_{ikh,\,t} + \alpha_2 IntQ_{ikh,\,t} + \alpha_3 eWOM_{ikh,\,t} + \sum_k \rho_k Disease_k +$$

$$\sum_h \lambda_h Hospital_{h,\,t} + Control\ variables_{i,\,t} + \varepsilon_{ikh,\,t}$$

$$(4-4)$$

$$Post\_AS_{ikh} = Post\_AS_{ikh,\,t+1} - Post\_AS_{ikh,\,t}$$

$$= \beta_0 + \beta_1 InfQ_{ikh,\,t} + \beta_2 IntQ_{ikh,\,t} + \beta_3 eWOM_{ikh,\,t} + \sum_k \rho_k Disease_k +$$

$$\sum_h \lambda_h Hospital_{h,\,t} + Control\ variables_{i,\,t} + \varphi_{ikh,\,t}$$

$$(4-5)$$

其中，i 代表医生，k 代表疾病，h 代表医院，$Disease_k$ 代表疾病固定效应，$Hospital_{h,t}$ 代表医院固定效应，$Control\ variables_{i,t}$ 代表前面提到的控制变量。

4.4.2 回归结果

本章使用 STATA 15.0 软件的负二项回归功能完成上文提到的研究假设验证。初始采纳服务（*First_AS*）和后采纳服务（*Post_AS*）的负二项回归结果如表 4-4 所示。Model 1 和 Model 2 显示了初始采纳服务（*First_AS*）的回归结果，Model 3 和 Model 4 显示了后采纳服务（*Post_AS*）的回归结果。Model 1 和 Model 3 只包含常数项与控制变量。Model 2 和 Model 4 添加了自变量信息质量（*InfQ*）、交互质量（*IntQ*）与电子口碑（*eWOM*）。

Model 2 的结果表明，交互质量（*IntQ*）（$\alpha=0.085$，$p<0.001$）和电子口碑（*eWOM*）（$\alpha=0.282$，$p<0.001$）对初始采纳服务（*First_AS*）均有正向影响。因此，H_{2a} 和 H_{3a} 得到支持，即医生医疗服务的交互质量和电子口碑对患者初始采纳服务决策均有正向影响。然而，信息质量（*InfQ*）（$\alpha=0.013$，$p>0.05$）对初始采纳服务（*First_AS*）的正向影响不显著，因此 H_{1a} 未被支持，也就是说，医生医疗服务的信息质量对患者初始采纳服务决策没有显著的正向影响。

Model 4 的结果显示，电子口碑（*eWOM*）（$\beta=1.122$，$p<0.001$）对后采纳服务（*Post_AS*）有正向影响。因此，H_{3b} 得到支持，即医生医疗服务的电子口碑对患者后采纳服务决策有正向影响。然而，信息质量（*InfQ*）（$\beta=-0.008$，$p>0.05$）和交互质量（*IntQ*）（$\beta=0.030$，$p>0.05$）对后采纳服务（*Post_AS*）均无显著的正向影响，因此 H_{1b} 和 H_{2b} 未被支持，也就是说，医生医疗服务的信息质量和交互质量对患者后采纳服务决策没有显著的正向影响。

表 4-4　回归结果（*N*=2023）

变量	First_AS		Post_AS	
	Model 1	Model 2	Model 3	Model 4
常数项	1.501 (0.978)	1.634 (0.953)	2.244 (1.567)	2.557* (1.239)
Phone_consultation	0.123 (0.077)	0.049 (0.076)	0.456*** (0.118)	0.292*** (0.090)
Appointment	0.733*** (0.054)	0.704*** (0.054)	0.065 (0.081)	0.035 (0.062)
Private_doctor	-0.012 (0.059)	-0.062 (0.058)	-0.012 (0.088)	-0.110 (0.067)

续表

变量	First_AS		Post_AS	
	Model 1	Model 2	Model 3	Model 4
Expert_team	−0.212*	−0.138	−0.355**	−0.115
	(0.090)	(0.088)	(0.136)	(0.102)
Service_price	0.001**	0.001***	−0.001**	−0.001*
	(0.002)	(0.002)	(0.000)	(0.000)
Paper_number	0.025	−0.002	0.266***	0.158***
	(0.020)	(0.020)	(0.032)	(0.023)
Work_experience	0.038	0.062*	−0.067	−0.055*
	(0.026)	(0.026)	(0.037)	(0.028)
Patient_satisfaction	0.036	0.048	−0.102*	−0.096**
	(0.028)	(0.027)	(0.042)	(0.031)
Patient_votes	0.255***	0.101**	1.295***	0.536***
	(0.034)	(0.036)	(0.057)	(0.046)
Patient_visits	0.129***	0.190***	−0.561***	−0.240***
	(0.027)	(0.027)	(0.041)	(0.032)
InfQ		0.013		−0.008
		(0.028)		(0.031)
IntQ		0.085***		0.030
		(0.026)		(0.028)
eWOM		0.282***		1.122***
		(0.030)		(0.034)
Disease_fixed_effects	Yes	Yes	Yes	Yes
Hospital_fixed_effects	Yes	Yes	Yes	Yes
Log likelihood	−6737.015	−6689.072	−6020.486	−5597.964
LR chi2	1332.160	1428.040	1184.850	2029.900
Prob>chi2	0.000	0.000	0.000	0.000
Pseudo R²	0.090	0.096	0.090	0.154

注：括号中的数字为标准误差；$^*p<0.05$，$^{**}p<0.01$，$^{***}p<0.001$。

4.4.3　路径比较结果

本章进一步检验了每个自变量［信息质量（InfQ）、交互质量（IntQ）和电子口碑（eWOM）］对初始采纳服务（First_AS）和后采纳服务（Post_AS）

的差异影响。本章参考过去研究（Feng et al., 2021; Li et al., 2013），采用路径比较法比较同一样本内一个自变量对两个不同因变量的影响。表4-4的负二项回归结果表明，信息质量对初始采纳服务和后采纳服务均无显著影响，因此只需要比较交互质量和电子口碑对初始采纳服务与后采纳服务影响的差异即可。

具体分析过程分为三步。①根据表4-4的回归结果，得到了两个自变量——交互质量（$IntQ$）和电子口碑（$eWOM$）的回归系数。根据回归系数生成因变量初始采纳服务（$First\_AS$）估计值$\overline{First\_AS}$。②用初始采纳服务估计值（$\overline{First\_AS}$）减去后采纳服务（$Post\_AS$）得到一个新的变量$\overline{First\_AS}-Post\_AS$。③在原始的自变量集合上回归这个新变量，如式（4-6）所示。这个特殊自变量的系数及其显著性水平分别表示该自变量对初始采纳服务（$First\_AS$）和后采纳服务（$Post\_AS$）影响差异的大小与显著性。

$$\overline{First\_AS}-Post\_AS = \gamma_0 + \gamma_1 IntQ_{ikh,t} + \gamma_2 eWOM_{ikh,t} + \sum_k \rho_k Disease_k +$$

$$\sum_h \lambda_h Hospital_{h,t} + Control\ variables_{i,t} + \vartheta_{ikh,t}$$

$$(4-6)$$

其中，i代表医生，k代表疾病，h代表医院，$Disease_k$代表疾病固定效应，$Hospital_{h,t}$代表医院固定效应，$Control\ variables_{i,t}$代表前面提到的控制变量。

路径比较结果如表4-5所示。由表4-5可以看出，相较于后采纳服务（$Post\_AS$），交互质量（$IntQ$）对初始采纳服务（$First\_AS$）有更强的正向影响（$\gamma = 1.354$，$p < 0.01$）。然而，电子口碑（$eWOM$）则相反，电子口碑（$eWOM$）对后采纳服务（$Post\_AS$）比初始采纳服务（$First\_AS$）有更强的正向影响（$\gamma = -8.506$，$p < 0.001$）。因此，H_{4b}和H_{4c}得到了支持，即医生医疗服务的交互质量对患者初始采纳服务决策的正向影响大于对后采纳服务决策的正向影响，然而医生的电子口碑对患者初始采纳服务决策的正向影响小于对后采纳服务决策的正向影响。

表 4-5　路径比较结果

自变量	系数对比	结果系数	结论
$IntQ$	$\alpha_{IntQ} \rightarrow First\_AS$ vs $\beta_{IntQ} \rightarrow Post\_AS$ $= 0.085^{***}$ vs 0.030	1.354^{**} (0.444)	$\alpha_{IntQ} \rightarrow First\_AS > \beta_{IntQ} \rightarrow Post\_AS$
$eWOM$	$a_{eWOM} \rightarrow First\_AS$ vs $\beta_{eWOM} \rightarrow Post\_AS$ $= 0.282^{***}$ vs 1.122^{***}	-8.506^{***} (0.557)	$a_{eWOM} \rightarrow First\_AS < \beta_{eWOM} \rightarrow Post\_AS$

注：括号中的数字为标准误差；$^{**}p<0.01$，$^{***}p<0.001$。

4.4.4　稳健性检验

为了验证初始采纳服务（$First\_AS$）和后采纳服务（$Post\_AS$）回归结果的稳健性，本章使用了两种方法：一种方法是使用 OLS 回归模型重新检验研究提出的假设；另一种方法是通过改变疾病类型与样本量检验回归结果和路径比较结果的稳健性。具体的稳健性检验过程如下。

1. OLS 回归模型稳健性检验

参考过去研究的分析方法（Cao et al.，2017；Li et al.，2021；Yang et al.，2015），本章采用 OLS 回归模型重新运行估计模型。由于因变量——初始采纳服务（$First\_AS$）和后采纳服务（$Post\_AS$）的方差较大且有些值为 0，本章对两个因变量进行了自然对数变换，即 $\log (x+1)$。表 4-6 与表 4-7 分别显示了稳健性检验回归结果和路径比较结果，与上文中回归结果和路径比较结果一致，说明本章的研究结果是稳健的。

表 4-6　OLS 回归模型回归结果

变量	$First\_AS$		$Post\_AS$	
	Model 1	Model 2	Model 3	Model 4
常数项	2.204^{*} (1.036)	2.326^{*} (1.011)	2.451^{*} (1.246)	2.506^{**} (0.858)
$Phone\_consultation$	0.063 (0.074)	0.020 (0.072)	0.241^{**} (0.089)	0.094 (0.061)
$Appointment$	0.700^{***} (0.053)	0.666^{***} (0.052)	0.158^{*} (0.064)	0.007 (0.044)

变量	First_AS		Post_AS	
	Model 1	Model 2	Model 3	Model 4
Private_doctor	−0.057 (0.055)	−0.098 (0.054)	0.162* (0.067)	−0.001 (0.046)
Expert_team	−0.080 (0.087)	−0.030 (0.085)	−0.244* (0.105)	−0.074 (0.072)
Service_price	0.001** (0.000)	0.001** (0.000)	−0.001* (0.000)	−0.000* (0.000)
Paper_number	−0.002 (0.020)	−0.027 (0.020)	0.180*** (0.024)	0.075*** (0.017)
Work_experience	0.055* (0.023)	0.075*** (0.023)	−0.070* (0.028)	−0.017 (0.019)
Patient_satisfaction	0.023 (0.025)	0.028 (0.025)	−0.057 (0.031)	−0.036 (0.021)
Patient_votes	0.262*** (0.033)	0.120*** (0.037)	0.892*** (0.040)	0.305*** (0.031)
Patient_visits	0.070** (0.026)	0.133*** (0.026)	−0.404*** (0.031)	−0.140*** (0.022)
InfQ		0.019 (0.025)		−0.011 (0.021)
IntQ		0.069** (0.024)		0.011 (0.020)
eWOM		0.255*** (0.030)		1.064*** (0.025)
Disease_fixed_effects	Yes	Yes	Yes	Yes
Hospital_fixed_effects	Yes	Yes	Yes	Yes
F	3.100***	3.430***	3.860***	12.370***
R^2	0.444	0.472	0.499	0.763
$Adjust-R^2$	0.301	0.334	0.370	0.702

注：括号中的数字为标准误差；* $p<0.05$，** $p<0.01$，*** $p<0.001$。

表4-7　OLS 回归模型路径比较结果

自变量	系数对比	结果系数	结论
IntQ	$\alpha_{IntQ} \to First\_AS$ vs $\beta_{IntQ} \to Post\_AS$ = 0.069** vs 0.011	0.058** (0.020)	$\alpha_{IntQ} \to First\_AS > \beta_{IntQ} \to Post\_AS$

自变量	系数对比	结果系数	结论
eWOM	$a_{eWOM} \rightarrow First\_AS$ vs $\beta_{eWOM} \rightarrow Post\_AS$ = 0.255 *** vs 1.064 ***	-0.809 *** (0.025)	$a_{eWOM} \rightarrow First\_AS < \beta_{eWOM} \rightarrow Post\_AS$

注：括号中的数字为标准误差；** $p<0.01$，*** $p<0.001$。

2. 疾病类型稳健性检验

本章还通过改变疾病类型和样本量进行稳健性检验，并重新运行负二项回归模型［如式（4-4）至式（4-6）所示］。除了减少疾病类型——4 种疾病类型（白血病、高血压、冠心病和脑梗死）和 6 种疾病类型（白血病、高血压、冠心病、脑梗死、糖尿病、抑郁症）的回归结果以外，研究还增加了10 种疾病类型（白血病、高血压、冠心病、脑梗死、糖尿病、抑郁症、胃癌、肝癌、乳腺癌、乙型肝炎）的回归结果，如表 4-8 所示。4 种、6 种、10 种疾病类型路径比较结果分别如表 4-9 至表 4-11 所示。

4 种、6 种和 10 种疾病类型的回归结果显示，交互质量（*IntQ*）与电子口碑（*eWOM*）对初始采纳服务（*First_AS*）有显著的正向影响，电子口碑（*eWOM*）对后采纳服务（*Post_AS*）有显著的正向影响，这与表 4-4 的 8 种疾病类型的回归结果一致。4 种和 6 种、10 种疾病类型的路径比较结果均表明，医生医疗服务的交互质量在初始采纳阶段的影响更强，而医生医疗服务的电子口碑在后采纳阶段的影响更强。

表 4-8　不同疾病类型回归结果

变量	4 种疾病类型 (*N*=1001)		6 种疾病类型 (*N*=1554)		10 种疾病类型 (*N*=2168)	
	First_AS	*Post_AS*	*First_AS*	*Post_AS*	*First_AS*	*Post_AS*
常数项	2.684 ** (0.973)	2.843 * (1.297)	2.032 * (0.944)	2.608 * (1.228)	1.416 (0.939)	2.415 * (1.149)
Phone_consultation	0.022 (0.096)	0.242 * (0.118)	0.048 (0.085)	0.290 ** (0.100)	-0.011 (0.078)	0.289 *** (0.081)

续表

变量	4 种疾病类型 (N=1001)		6 种疾病类型 (N=1554)		10 种疾病类型 (N=2168)	
	First_AS	Post_AS	First_AS	Post_AS	First_AS	Post_AS
Appointment	0.676*** (0.074)	−0.169 (0.088)	0.764*** (0.062)	−0.065 (0.071)	0.608*** (0.053)	−0.019 (0.054)
Private_doctor	−0.005 (0.081)	−0.069 (0.096)	−0.062 (0.066)	−0.113 (0.076)	−0.063 (0.057)	−0.077 (0.059)
Expert_team	−0.146 (0.120)	−0.190 (0.146)	−0.137 (0.104)	−0.226 (0.121)	−0.085 (0.086)	−0.099 (0.089)
Service_price	0.001* (0.000)	−0.000 (0.000)	0.001 (0.000)	−0.000 (0.000)	0.001*** (0.000)	−0.000* (0.000)
Paper_number	0.057* (0.026)	0.174*** (0.032)	0.000 (0.022)	0.154*** (0.025)	−0.018 (0.020)	0.116*** (0.020)
Work_experience	−0.000 (0.039)	−0.143** (0.047)	0.058 (0.031)	−0.083* (0.035)	0.034 (0.025)	−0.026 (0.024)
Patient_satisfaction	0.060 (0.039)	−0.078 (0.054)	0.072* (0.030)	−0.071 (0.040)	0.045 (0.027)	−0.035 (0.030)
Patient_votes	0.050 (0.049)	0.473*** (0.063)	0.092* (0.041)	0.478*** (0.051)	0.090* (0.041)	0.449*** (0.044)
Patient_visits	0.153*** (0.037)	−0.203*** (0.045)	0.169*** (0.030)	−0.209*** (0.035)	0.230*** (0.028)	−0.201*** (0.029)
InfQ	0.054 (0.039)	−0.053 (0.047)	0.019 (0.032)	−0.057 (0.037)	−0.002 (0.028)	0.016 (0.027)
IntQ	0.075* (0.034)	0.064 (0.043)	0.088** (0.028)	0.069* (0.033)	0.070** (0.026)	0.015 (0.025)
eWOM	0.361*** (0.042)	1.090*** (0.051)	0.336*** (0.035)	1.128*** (0.040)	0.262*** (0.029)	1.133*** (0.030)
Disease_fixed_effects	Yes	Yes	Yes	Yes	Yes	Yes
Hospital_fixed_effects	Yes	Yes	Yes	Yes	Yes	Yes
Log likelihood	−3315.322	−2775.550	−5093.039	−4289.794	−6768.423	−6180.825
LR chi2	790.160	1052.140	1197.390	1647.600	1390.590	2141.880
Prob>chi2	0.000	0.000	0.000	0.000	0.000	0.000
Pseudo R^2	0.107	0.159	0.105	0.161	0.093	0.148

注：括号中的数字为标准误差；$*p<0.05$，$**p<0.01$，$***p<0.001$。

表 4-9　4 种疾病类型路径比较结果

自变量	系数对比	结果系数	结论
$IntQ$	$\alpha_{IntQ}\rightarrow First\_AS$ vs $\beta_{IntQ}\rightarrow Post\_AS$ $= 0.075^{*}$ vs 0.064	2.239^{***} (0.690)	$\alpha_{IntQ}\rightarrow First\_AS > \beta_{IntQ}\rightarrow Post\_AS$
$eWOM$	$a_{eWOM}\rightarrow First\_AS$ vs $\beta_{eWOM}\rightarrow Post\_AS$ $= 0.361^{***}$ vs 1.090^{***}	-6.640^{***} (0.875)	$a_{eWOM}\rightarrow First\_AS < \beta_{eWOM}\rightarrow Post\_AS$

注：括号中的数字为标准误差；$^{*}p<0.05$，$^{***}p<0.001$。

表 4-10　6 种疾病类型路径比较结果

自变量	系数对比	结果系数	结论
$IntQ$	$\alpha_{IntQ}\rightarrow First\_AS$ vs $\beta_{IntQ}\rightarrow Post\_AS$ $= 0.088^{**}$ vs 0.069^{*}	1.542^{**} (0.553)	$\alpha_{IntQ}\rightarrow First\_AS > \beta_{IntQ}\rightarrow Post\_AS$
$eWOM$	$a_{eWOM}\rightarrow First\_AS$ vs $\beta_{eWOM}\rightarrow Post\_AS$ $= 0.336^{***}$ vs 1.128^{***}	-7.645^{***} (0.706)	$a_{eWOM}\rightarrow First\_AS < \beta_{eWOM}\rightarrow Post\_AS$

注：括号中的数字为标准误差；$^{*}p<0.05$，$^{**}p<0.01$，$^{***}p<0.001$。

表 4-11　10 种疾病类型路径比较结果

自变量	系数对比	结果系数	结论
$IntQ$	$\alpha_{IntQ}\rightarrow First\_AS$ vs $\beta_{IntQ}\rightarrow Post\_AS$ $= 0.070^{**}$ vs 0.015	1.378^{*} (0.660)	$\alpha_{IntQ}\rightarrow First\_AS > \beta_{IntQ}\rightarrow Post\_AS$
$eWOM$	$a_{eWOM}\rightarrow First\_AS$ vs $\beta_{eWOM}\rightarrow Post\_AS$ $= 0.262^{***}$ vs 1.133^{***}	-11.829^{***} (0.796)	$a_{eWOM}\rightarrow First\_AS < \beta_{eWOM}\rightarrow Post\_AS$

注：括号中的数字为标准误差；$^{*}p<0.05$，$^{**}p<0.01$，$^{***}p<0.001$。

4.5　研究讨论与结论

本章关注在线医疗社区患者服务采纳行为，按照用户对产品或者服务采纳的类型，将患者服务采纳分为初始采纳服务和后采纳服务两个阶段，在同一个研究模型中对比分析了患者初始采纳服务和后采纳服务及其影响因素，假设检验结果如表 4-12 所示。

表 4-12　患者服务采纳行为假设检验结果

序号	假设描述	检验结果
H_{1a}	医生医疗服务的信息质量对患者初始采纳服务有正向影响	不支持
H_{1b}	医生医疗服务的信息质量对患者后采纳服务有正向影响	不支持
H_{2a}	医生医疗服务的交互质量对患者初始采纳服务有正向影响	支持
H_{2b}	医生医疗服务的交互质量对患者后采纳服务有正向影响	不支持
H_{3a}	医生的电子口碑对患者初始采纳服务有正向影响	支持
H_{3b}	医生的电子口碑对患者后采纳服务有正向影响	支持
H_{4a}	医生医疗服务的信息质量对患者初始采纳服务的正向影响大于对后采纳服务的正向影响	不支持
H_{4b}	医生医疗服务的交互质量对患者初始采纳服务的正向影响大于对后采纳服务的正向影响	支持
H_{4c}	医生的电子口碑对患者初始采纳服务的正向影响弱于对后采纳服务的正向影响	支持

4.5.1　研究发现与讨论

本章主要有以下 4 个研究发现。

（1）初始采纳和后采纳及其影响因素（McLean et al.，2020；Yang et al.，2012）作为一种新兴的研究方向得到了学者的关注。与以往对其他领域用户采纳行为的研究不同，本章重点关注了医疗健康领域服务的初始采纳和后采纳，特别是两个阶段服务采纳的对比。研究发现，医生医疗服务的交互质量和电子口碑对患者初始采纳医疗服务有显著的积极影响，而信息质量的影响不显著，这与详尽可能性模型的观点不一致。这可能有两个原因。一方面，在医疗健康领域，大多数患者缺乏特定领域的知识，无法判断某个医疗信息的有效性，医患交互过程不可避免地会出现专业知识上的差距，导致患者无法根据信息质量做出决策（Atanasova et al.，2018）。详尽可能性模型认为，当患者不愿意或无法详尽审查医生的内容时，他们会使用有关医生的表面线索（如电子口碑和交互质量）。另一方面，在互联网上，医生和患者之间缺乏面对面的交流。双方之间积极的沟通可以使患者从医生那里获得尽可能多的信息和知识，因此患者会更加关注医患互动的质量，如回复速度和交互深度（Xiao et al.，2014）。

（2）医生的电子口碑对于患者对医生服务的后采纳决策有重要影响，但是中心路径——服务质量没有显著影响。一个可能的解释是，后采纳阶段的患者经历过真实的、面对面的医生服务，他们需要做的就是在在线医疗社区中找到同一个医生，因此，对他们来说，客观简单的线索就足够了。这一结果不同于以往的研究。Li 等（2021）发现，服务质量的技术质量和人际质量是患者采纳在线随访服务的重要影响因素。这是因为与以往研究使用患者数量衡量技术质量和使用患者满意度衡量人际质量不同，本章是基于 Akter 等（2013）提出的服务质量模型，从信息质量（包括信息效用和情感支持）和交互质量（包括回复速度和交互深度）两个方面衡量医生的服务质量。这也说明，除了 Grönroos（1984）和 Donabedian（2005）提出的二维服务质量模型外，Akter 等（2013）提出的三维服务质量模型中的信息质量和交互质量也可以用来衡量医生的医疗服务质量。

（3）医生的电子口碑对患者初始采纳和后采纳医疗服务决策的影响作用更强。这个结果与详尽可能性模型的观点一致，即在决策过程中，用户通过中心路径或外围路径处理的详尽程度取决于个体的认知能力（Bhattacherjee and Sanford，2006；Petty and Cacioppo，1986），这与先验知识有关。在医疗健康领域，由于缺乏领域知识或者知识水平较低，大多数患者无法识别某一医疗信息的有效性，更多地依赖于外围线索（Cao et al.，2017；Jin et al.，2016）。

（4）正如中心路径和外围路径对消费者决策的影响受到个人动机水平的调节（Petty and Cacioppo，1986），通过对比分析两个阶段患者服务采纳的影响因素，研究发现，由于患者在两个阶段的动机水平不同，服务质量和电子口碑对服务采纳的影响不同。除了以往详尽可能性模型研究已经确定的动机因素，如疾病知识、疾病风险和隐私（Cao et al.，2017；Li et al.，2021）以外，患者所处的采纳阶段也可以作为动机因素，并且初始采纳阶段的患者动机水平高于后采纳阶段的患者动机水平。路径比较的结果表明，交互质量对初始采纳的正向影响大于对后采纳的正向影响，而电子口碑的正向影响则正好相反。一种可能的解释是，初始采纳阶段的患者将与服务质量相关的中心线索视为更有价值，与决策相关，特别是与交互质量相关的信息，愿意花费大量时间和认知努力处理它们（Cao et al.，2017）；后采纳阶段的患者因为已经体验过医生提供的医疗服务，更有可能依赖电子口碑等外围线索。

4.5.2　研究意义与局限性

本章对在线医疗社区的有效运营管理和在线医疗服务的提供者具有以下几点现实研究意义。

（1）研究发现，医生的交互质量和电子口碑是患者服务采纳的重要影响因素，也就是说，在线医疗社区的患者选择医生受到医患交互质量和电子口碑的影响。对于想要增加服务数量的服务提供者，应该提高与患者的交互质量和电子口碑。特别是，有效的回复速度和交互深度可以提高患者对交互质量的感知，既能提高患者的满意度和称赞程度（Wu et al.，2020；Yang，Guo，and Wu，2015；Yang et al.，2019），也能增加他们采纳医疗服务的意愿。

（2）虽然交互质量和电子口碑对服务采纳均有正向影响，但是研究发现电子口碑对初始采纳者和后采纳者的正向影响更强。一方面，社区管理者应该考虑到，由于缺乏专业知识和认知能力，患者更多地依赖简单的、直接的线索进行决策。另一方面，通过电子口碑信息可以快速筛选医生，从而节省患者的时间和精力，特别是对后采纳者。因此，社区管理人员应该将反映电子口碑的线索放在在线医疗社区的显著位置供用户查看。

（3）通过对比两个阶段患者服务采纳的影响因素，研究发现服务质量在初始采纳阶段的正向作用强于在后采纳阶段的正向作用。因此，社区管理者应该意识到初始采纳者的动机水平明显高于后采纳者。并且，因为医患互动的记录与初始采纳者的决定比与后采纳者的决定更相关，在线医疗社区应该为两类患者提供不同的信息获取途径。

　　本章存在以下问题需要在未来进一步进行研究。首先，本章只使用了一个在线医疗社区——好大夫在线网站的数据检验研究模型和假设，虽然它是中国较受欢迎的在线医疗社区之一，但研究发现可能缺乏普遍性。此外，本章虽然基于 Akter 等（2013）的服务质量模型进行研究，但是只考察了信息质量和交互质量对患者服务采纳的影响，而没有检查系统质量的影响。未来研究可以通过收集多个在线医疗社区的数据检验现有研究模型的有效性和系统质量的影响。其次，本章使用两个时间点的横截面数据来检验假设，而没有使用其他时间点的数据检验结果的稳健性，也缺乏与在线健康信息如何变化有关的信息，即观察在线健康信息随时间的动态变化。未来研究可以使用面板数据调查在线健康信息在患者采纳医生服务过程中的动态作用。再次，由于获得的数据存在局限性，本章使用好大夫在线网站的在线随访服务衡量医生服务的后采纳情况，这可能会导致一些采纳在线服务的患者没有被统计在内。在现有数据的支持下，未来研究可以更全面、更准确地衡量患者的后采纳服务行为。最后，本章以信息效用和情感支持衡量信息质量，以回复速度和交互深度衡量交互质量，未来研究可以使用其他变量测量并检验实证结果的稳健性。

4.6　本章小结

　　本章将在线医疗社区患者医疗服务采纳分为初始采纳和后采纳，并分析了其影响因素。基于详尽可能性模型和服务质量理论，本章通过建立一个两阶段模型，分析了医生医疗服务的信息质量、交互质量和电子口碑对患者初始采纳服务与后采纳服务的影响。实证研究结果表明，交互质量和电子口碑与患者采纳服务密切相关，并且电子口碑是最重要的决定因素。交互质量在初始采纳阶段的影响更大，而电子口碑在后采纳阶段的影响更大。本章通过探究这两个阶段服务采纳的影响因素，提供了一个关于患者健康状况的决策过程的框架，对电子健康的研究和实践具有一定的理论与实践意义。

5 在线医疗社区患者评论撰写
行为及其影响因素研究

尽管在线医疗社区和在线患者评论有助于消除健康信息不对称并改善患者的健康管理，但是对患者如何在在线医疗社区中撰写在线评论知之甚少。因此，确定在线医疗社区患者在线评论的形成过程，即患者撰写文本评论的背后动机以及如何撰写文本评论是非常必要的。本章从情绪反应和评论努力度两个方面刻画患者评论撰写行为，基于期望-失验理论和服务质量理论提出一个理论模型，分析服务质量感知（包括结果质量感知和过程质量感知）与服务质量失验（包括结果质量失验和过程质量失验）对患者情绪反应和评论努力度的影响。通过收集并使用中国的一个在线医疗社区客观数据，应用情感分析技术、OLS 回归模型和 ZTNB 回归模型对研究假设进行检验，并指出本章的理论价值和管理建议。

5.1 患者评论撰写问题描述

在在线医疗社区中患者可以随时随地向医生咨询健康问题和疾病治疗方案，而医生信息和患者评价的公开透明机制，不仅可以降低信息不对称导致的患者选择难度（Lu and Wu，2016；Wu and Lu，2016；Yang et al.，2015），也有助于医生澄清服务过程中存在的问题，促进医疗服务的改善。

由于医疗服务是一种体验型产品，在线评论通常被认为是患者接受医疗服务后对自己诊断和治疗体验的真实、公正反映，是对医生服务质量满意或不满意的书面表达（Cao et al.，2017；Li et al.，2021；Lu and Wu，2016）。目前，已有大量研究检验了在线评论对仅仅作为评论读者的患者及其需求的影响（Han et al.，2019；Li et al.，2019；Lu and Wu，2016）。然而，对患者作为评论作者如何撰写在线评论及其影响因素的研究还很匮乏（Lu and Wu，2016）。在线评论是研究患者行为和医生电子口碑的重要因素，需要深入了解患者的评论撰写行为及其背后的动机。

随着消费者对优质服务的需求不断增加，服务质量及其在患者决策过程中的作用一直是医疗服务研究的重点（Cao et al.，2017；Wu et al.，2020；Yang，Guo，and Wu，2015）。服务质量理论认为，服务质量是一个多维概念，包括结果质量和过程质量（Parasuraman et al.，1985）。Oliver（1976）和 Parasuraman 等（1985）认为，服务质量是消费者购买前阶段的期望与购买后阶段感知到的服务绩效相比较的结果，所以对服务质量的研究应该包括服务质量期望和感知两个方面。与对前者的研究相比（Cao et al.，2017；Han et al.，2019；Li et al.，2021；Li et al.，2019），对服务质量感知及其在在线医疗社区中作用的研究还很缺乏。此外，服务质量感知是消费者对服务绩效和优越性的判断（Parasuraman et al.，1985；Tan and Yan，2020），与通过之前的评分得出的服务质量期望相比，服务质量感知更能直观地反映消费者对服务绩效的满意或不满意。尽管服务质量感知已经被证明会影响患者的满意度和称赞行为（Wu et al.，2020；Yang，Guo，and Wu，2015），但是其与结果质量感知和过程质量感知是否会进一步影响患者评论撰写行为还尚不清楚。情绪反应和评论努力度是在线评论两个重要的语言特征（Baek et al.，2020；Xu et al.，2020；Zhao et al.，2019），可以详细地描述消费者的总体体验和满意度。本章研究感兴趣的是服务质量感知对患者情绪反应和评论努力度的影响，因此，提出第一个研究问题。

RQ1：结果质量感知和过程质量感知是否会影响患者的情绪反应与评论努力度？

期望–失验模型是一种基于消费者在购买前对产品或者服务绩效期望与购买后感知绩效的差异，也就是失验，衡量消费者满意度的方法。通常，正面失验（当感知绩效比期望绩效积极时）会增加消费者的满意度，而负面失验（当感知绩效比期望绩效消极时）则会降低消费者的满意度（Anderson and Sullivan，1993）。在购买后阶段，消费者可以在线对产品或者服务进行评价以反映自己的满意度，评论失验已经被证明与消费者嵌入文本评论中的情绪反应和评论努力度密切相关（Li et al.，2020）。无论是正面失验还是负面失验，患者都将面临在相应的文本评论中写什么以及如何写的决定。因此，本章的第二个目的是检验服务质量失验（结果质量失验和过程质量失验）对患者评论撰写行为的影响，并提出第二个研究问题。

RQ2：结果质量失验和过程质量失验是否会影响患者的情绪反应与评论努力度？

消费者特征从根本上影响消费者对服务质量的感知、满意度和行为（Ba and Johansson，2008；Bryant and Cha，1996），对营销策略有很强的指导作用。在医疗健康领域，疾病严重性衡量疾病后果的严重程度，是患者最重要的特征之一（Liu et al.，2017），与患者的生理和心理状况密切相关（Ruo et al.，2003）。个体决策过程会受到其特征的影响，疾病严重性的差异导致患者对医疗服务的需求和行为存在显著差异（Han et al.，2019；Li et al.，2019；Lu and Wu，2016）。尽管一些研究已经检验了疾病严重性在在线医疗市场中的作用，但他们在疾病严重性的调节作用方面的发现不一致（Han et al.，2019；Li et al.，2019；Lu and Wu，2016；Yang et al.，2020），并且鲜有研究关注疾病严重性对服务质量与患者评论撰写行为之间关系的调节作用。为了填补这一空白，本章提出第三个和第四个研究问题。

RQ3：疾病严重性如何调节服务质量感知（结果质量感知和过程质量感知）与评论撰写行为之间的关系？

RQ4：疾病严重性如何调节服务质量失验（结果质量失验和过程质量失验）与评论撰写行为之间的关系？

5.2 评论行为研究模型与假设

为了打破过去研究的局限性，并回答以上提出的研究问题，本章建立了在线医疗社区患者评论撰写行为研究模型，如图 5-1 所示。本章以期望-失验理论和服务质量理论为理论基础，解释服务质量感知（结果质量感知和过程质量感知）和服务质量失验（结果质量失验和过程质量失验）与患者评论撰写行为（情绪反应和评论努力度）之间的关系，以及疾病严重性的调节作用。

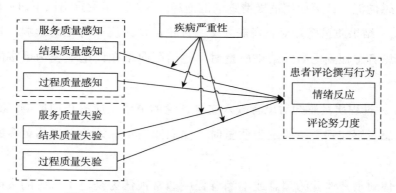

图 5-1　在线医疗社区患者评论撰写行为研究模型

5.2.1　服务质量感知对评论撰写行为的影响

感知是指消费者对接受或体验服务的信念（Brown and Swartz，1989；Parasuraman et al.，1988）。服务质量感知是消费者对服务整体绩效优秀程度或优越性的评价（Parasuraman et al.，1985；Tan and Yan，2020）。以往的研究表明，服务质量感知是消费者行为的重要前因，如满意度（Kant and Jaiswal，2017）、忠诚（Olorunniwo et al.，2006）、推荐和回购（Zhou et al.，2009）等。尽管在线评论撰写是一种重要的消费者行为，消费者习惯于通过撰写在线评论分享自己的体验，因此他们的评论撰写行为是基于个人体验的（Anderson，1998），但是被现有的研究忽略了。由于医疗服务的特点（Chen et al.，

2020)，医疗服务质量感知是一种对为患者提供的服务是否达到他们预期的最佳效果，以及服务是否以适当方式提供的判断，也就是结果质量感知和过程质量感知。

消费者在撰写文本评论时使用的表达情绪的词语是基于他们对购买的产品或服务的体验，可能是积极的、消极的或者中性的（Huang，2012）。通常，积极的情感词语用来描述好的服务绩效。对结果质量和过程质量的正面感知会导致患者在表达满意时的良好行为，如在赞美中使用积极的情感词汇（Wu et al.，2020）；相反，负面感知可能会导致患者在撰写在线评论时使用更少的积极情感词汇，甚至使用消极情感词汇抱怨。因此，本章提出以下研究假设。

H_{1a}：结果质量感知对患者嵌入文本评论的情绪反应有正向影响。具体来说，当患者感知到更高的结果质量时，他们倾向于在评论中表达更多的积极情绪。

H_{1b}：过程质量感知对患者嵌入文本评论的情绪反应有正向影响。具体来说，当患者感知到更高的过程质量时，他们倾向于在评论中表达更多的积极情绪。

个体对消费体验的满意或不满意程度通常被认为是电子口碑的关键影响因素（Engler et al.，2015）。相对于其他替代活动，极端的积极或消极体验会增加消费者参与电子口碑活动的边际效用。也就是说，有这种经历的个人会选择在电子口碑活动上投入更多的时间和精力，从而减少分配给其他活动的时间和精力（Anderson，1998）。与体验一般的消费者相比，拥有积极体验或消极体验的消费者更愿意发布在线评论（Anderson，1998；Ho et al.，2017），也就是消费者体验与评论意愿之间存在"U"形关系。此外，消费者在撰写评论的过程中涉及几个认知过程，包括解释和分析写作（Lyubomirsky et al.，2006）。面对极差的结果质量或者过程质量的感知表现，患者更有可能在网上撰写评论，以警告他人或满足抱怨的冲动，甚至寻求报复，也就是说，此时的评论努力度是最高的。随着对结果质量或者过程质量的感知变得不那么消极，患者参与电子口碑活动的边际效用降低，在撰写文本评论上花费的时间和精力更少，转向其他替代活动，也就是说，他们的评论努力度逐渐降低。
然而，随着对积极的结果质量或者过程质量感知的提高，患者告知他人或展
示其专业知识的意愿又会增加，投入在撰写文本评论上的时间和精力也会再
次增加。因此，本章提出以下研究假设。

H_{2a}：结果质量感知与患者撰写在线评论的评论努力度之间存在"U"形
关系。

H_{2b}：过程质量感知与患者撰写在线评论的评论努力度之间存在"U"形
关系。

5.2.2 服务质量失验对评论撰写行为的影响

失验代表了预期和感知绩效之间的认知差异，是一种影响消费者意图的
心理反应。当人们的感知绩效强于期望绩效时，他们的期望会被确认，并导
致正面失验；相反，当感知绩效低于期望绩效时，他们的期望会被否定，并
导致负面失验。然而，在某些情况下，这种状态也可以是中立的，也就是期
望绩效和感知绩效之间没有太大的差异（Yi，1990）。对于医疗服务，患者将
自己的结果质量体验和过程质量体验与其他患者进行比较。正面的结果质量
失验意味着患者体验到的服务优于其他患者体验到的服务，正面的过程质量
失验则意味着患者从医生那里得到了更快的服务和更有效的沟通；负面的结
果质量失验和过程质量失验则正好相反。虽然之前的研究表明，期望-失验的
水平会影响消费者的满意度和评价行为（Engler et al.，2015；Ho et al.，
2017；Li et al.，2020；Li et al.，2020；Nam et al.，2020），但是仍缺乏对医疗
健康领域服务质量失验对评论撰写行为影响的研究。

期望-失验理论认为，失验导致了消费者情绪的形成（Westbrook，
1987）。购买后阶段的消费者对产品或服务的失验与他们使用情感词呈正相关
关系，也就是说，失验促使消费者在评论中使用更多的情感词（Li et al.，
2020；Qazi et al.，2017）。例如，正面失验已经被证明会促使消费者撰写积极
的电子口碑信息，而负面失验则会导致消费者撰写并传播消极的电子口碑信

息（Lee and Kim，2020；Nam et al.，2020）。由于患者希望获得高效的、高质量的在线医疗服务，当患者经历正面的结果质量失验或者过程质量失验时，他们会感到满意，并可能发表带有积极情感词的评论，如"高兴"、"很好"和"兴奋"等。相反，当患者经历负面的结果质量失验或者过程质量失验时，因为不满意，所以在撰写评论时会倾向于使用消极的情感词，如"最差"、"不好"和"不快乐"等。在中性失验的情况下，期望既没有满足也没有不满足，患者会通过中性或弱的情感词汇表达情感。因此，本章提出以下研究假设。

H_{3a}：结果质量失验对患者嵌入文本评论的情绪反应有正向影响。具体来说，当结果质量失验变得更加正面时，患者倾向于在评论中表达更多积极的情绪反应。

H_{3b}：过程质量失验对患者嵌入文本评论的情绪反应有正向影响。具体来说，当过程质量失验变得更加正面时，患者倾向于在评论中表达更多积极的情绪反应。

除了自身的体验，消费者的评论撰写行为也取决于过去消费者观点的社会影响（Li et al.，2019；Moe et al.，2011）。过去消费者平均评分和当前评分之间的差距经常被作为期望与体验差异的代理变量（Ho et al.，2017；Yin et al.，2016）。基于期望-失验理论，当消费者对产品或服务的体验与电子口碑的观点相似时，消费者可能会对评论任务贡献较少，甚至拒绝撰写在线评论（Li et al.，2020）。对于口碑营销感到满意的正面失验的消费者会希望其他消费者也能像他们一样发现口碑营销的价值，从而做出积极的口碑营销。负面失验的消费者会发现电子口碑是不准确的、不正确的，甚至是无用的，出于"纠正"在搜索和评价过程中感知到的不准确电子口碑的欲望（Nam et al.，2020），他们会促进负面电子口碑的产生。此外，消费者满意度已经被证明与电子口碑行为之间存在非线性的"U"形关系。在极端正面或者负面的服务质量失验情况下，患者是最满意的或者最不满意的，此时，他们撰写文本评论的边际效用会高于其他替代行动的边际效用（Anderson，1998），也就是说，此时的评论努力度最高。在负面失验的情况下，不满意的患者更有可能投入时间和精力撰写投诉的评论，但投诉的边际效用会随着负面失验的减少而下降。相反，如果发生了正面失验，患者就会因为感到满意并有可能给予赞美，赞美的边际效用也会随着正面失验的增加而增加。因此，本章提出以下研究假设。

H_{4a}：结果质量失验与患者撰写在线评论的评论努力度之间存在"U"形关系。

H_{4b}：过程质量失验与患者撰写在线评论的评论努力度之间存在"U"形关系。

5.2.3 疾病严重性的调节作用

疾病严重性，是指患者感知到的疾病导致的潜在损失，并作为其评估医疗服务的边界条件（Yang，Guo，and Wu，2015）。由于与死亡率相关，疾病严重性与患者的生理因素（健康状况和不适）和心理因素（痛苦和焦虑）密切相关（Yang，Guo，and Wu，2015）。心理因素是指由疾病引起的抑郁和焦虑，生理因素是指由疾病引起的患者感知到的身体不健康（Ruo et al.，2003），心理和生理的后果越严重，疾病严重性就越高。疾病严重性可以解释为什么不同疾病类型的患者对医疗服务的满意度不同。例如，大多数人会认为冠心病比咽炎的疾病严重性更高，这种看法在不同的人之间应该是一致的。

疾病严重性的不同导致患者对疾病的应对意愿不同。疾病严重性已被证明会影响患者满意度（Chen et al.，2020；Yang，Guo，and Wu，2015；Yang et al.，2019）和咨询选择（Cao et al.，2017；Han et al.，2019；Li et al.，2019；Lu and Wu，2016）等。因此，有理由相信，疾病严重性会调节患者的服务质量感知与评论撰写行为之间的关系。与低疾病严重性的患者相比，高疾病严重性的患者对自身健康的关注程度更高，对医疗服务的属性更敏感（Yang，Guo，and Wu，2015）。例如，与咽炎患者相比，脑梗死患者需要更快的反应和更详细的沟通。因此，对于高疾病严重性的患者，高的结果质量和过程质量感知可能会让他们在撰写文本评论时付出更多的努力，使用更多的积极情感词汇（Yang，Guo，and Wu，2015）。基于上述讨论，本章提出以下研究假设。

H_{5a}：结果质量感知与患者情绪反应之间的关系受到疾病严重性的正向调节。

H_{5b}：过程质量感知与患者情绪反应之间的关系受到疾病严重性的正向调节。

H_{6a}：结果质量感知与患者评论努力度之间的关系受到疾病严重性的正向调节。

H_{6b}：过程质量感知与患者评论努力度之间的关系受到疾病严重性的正向调节。

由于与低疾病严重性的患者相比，高疾病严重性的患者健康状况更差，他们更担心自己的健康，更渴望选择更高服务质量的医生（Yang，Guo，and Wu，2015）。同时，有严重疾病的患者对自己的疾病有更强烈的处理欲望，也更愿意在互联网上搜索更多信息（Xiao et al.，2014）。因此，这类患者会选择电子口碑较好的医生提供服务，对服务绩效有更高的期望。在服务质量极度失验的情况下，高疾病严重性的患者比低疾病严重性的患者更愿意撰写文本评论，并嵌入情感词汇。因此，本章提出以下研究假设。

H_{7a}：结果质量失验与患者情绪反应之间的关系受到疾病严重性的正向调节。

H_{7b}：过程质量失验与患者情绪反应之间的关系受到疾病严重性的正向调节。

H_{8a}：结果质量失验与患者评论努力度之间的关系受到疾病严重性的正向调节。

H_{8b}：过程质量失验与患者评论努力度之间的关系受到疾病严重性的正向调节。

5.3　数据收集及变量测量

5.3.1　数据收集

本章研究背景是中国领先的在线医疗平台——好大夫在线。该平台成立于 2006 年，会集了来自全国各地不同医院的近 20 万名医生，每天为近 30 万名患者提供服务。好大夫在线网站上患者评论示例如图 5-2 所示。

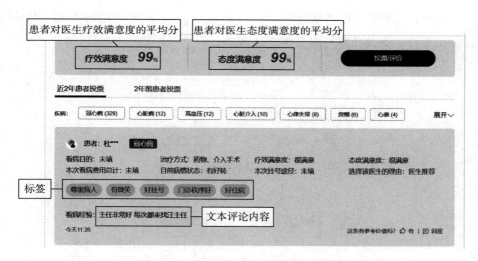

图 5-2　好大夫在线网站上患者评论示例

本章使用好大夫在线网站的数据检验假设。该平台具有以下几个特点。①该平台是中国最大的医患互动平台，在医患之间非常受欢迎。对这样一个大而受欢迎的在线医疗社区进行研究可以为本章提供丰富的研究数据，增加研究结果的普遍适用性。②该平台为患者提供反馈机制。在这里，患者不仅可以在咨询前阅读其他患者对医生服务结果质量和过程质量的评价，还可以在咨询后对医生服务结果和过程的表现进行评分，为研究结果质量和过程质量的期望、感知提供了可能性。

本章开发了一个基于 Python 的爬虫程序，分别在 2020 年 12 月和 2021 年 1 月自动下载了好大夫在线网站上的医生网页信息与患者评论信息。本章收集了冠心病、糖尿病、脑梗死、月经失调、抑郁症和咽炎 6 种疾病类型的数据。在删除无效数据后，最终获得了由来自中国大陆 1500 名医生的 11340 份患者评论组成的样本数据集。

5.3.2　变量定义和测量

1. 因变量

本章的因变量包括情绪反应（*Emotional_ response*）和评论努力度（*Reviewing_ effort*），详细计算过程如图 5-3 所示。

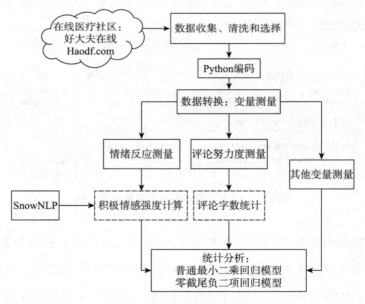

图 5-3　变量计算过程

情绪反应（*Emotional_ response*）通过文本评论中嵌入的积极情绪强度进行测量。本章使用 SnowNLP 计算患者文本评论内容的情感得分，得分代表积极情绪发生的概率（Liu et al.，2020）。参考 Li 等（2020）和 Xu 等（2020）

的研究，本章通过计算患者文本评论长度衡量评论努力度（*Reviewing_effort*），也就是文本评论的总字数（汉字）。

2. 自变量

本章的自变量包括服务质量感知和服务质量失验。好大夫在线网站为患者提供了对医生治疗效果和治疗态度两个方面的反馈，可以用来测量结果质量和过程质量。患者在接受医疗服务后，可以选择是否在平台上撰写评论。如果他们选择撰写评论，就会被要求给两个分数：一个是他们对医生治疗效果的评分，另一个是他们对医生治疗态度的评分，分为"不满意""还不知道""一般""满意""非常满意"5个等级，分别赋值1~5。

（1）服务质量感知。

服务质量感知包括两个维度：结果质量感知（*OQP*）和过程质量感知（*PQP*）。参考 Lu 和 Wu（2016）的研究，本章使用 $t+1$ 时刻感知的治疗效果测量结果质量感知，并使用 $t+1$ 时刻感知的治疗态度测量过程质量感知。好大夫在线网站上服务质量感知的分布情况如图5-4所示，大致遵循"J"形分布，这在各种评论平台上很常见（Ho et al.，2017）。

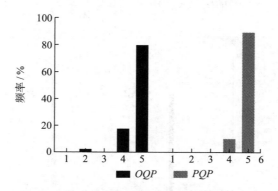

图5-4　好大夫在线网站上服务质量感知分布

（2）服务质量失验。

在本章中，服务质量失验是指患者在咨询后阶段对服务质量的评分与在咨询前阶段其他患者对服务质量的平均评分之间的差异，包括结果质量失验

（OQD）和过程质量失验（PQD）。好大夫在线网站根据所有患者对医生的反馈平均值计算每位医生的治疗结果和治疗态度（取值范围为 60~100），帮助患者了解医生的服务质量并做出选择（Lu and Wu，2016）。因此，本章使用患者对医生治疗效果和治疗态度的平均评分衡量患者在 t 时刻的结果质量期望与过程质量期望。

在本章中，结果质量失验（OQD）是通过 $t+1$ 时刻结果质量感知和 t 时刻结果质量期望之间的差异测量的。过程质量失验（PQD）是通过 $t+1$ 时刻过程质量感知与 t 时刻过程质量期望之间的差异测量的。由于服务质量期望（结果质量期望和过程质量期望）和服务质量感知（结果质量感知和过程质量感知）的最大值与最小值是不一致的，本章分别用式（5-1）和式（5-2）进行转换，计算结果质量失验（OQD）和过程质量失验（PQD）。好大夫在线网站上服务质量失验分布情况如图 5-5 所示，大多数购买后阶段的服务质量感知与购买前阶段的服务质量期望没有发生太大的偏离（Ho et al.，2017）。

$$OQD_{i,t+1} = OQP_{i,t+1} - \left(\frac{OQE_{i,t} - 50}{10} \right) \qquad (5-1)$$

$$PQD_{i,t+1} = PQP_{i,t+1} - \left(\frac{PQE_{i,t} - 50}{10} \right) \qquad (5-2)$$

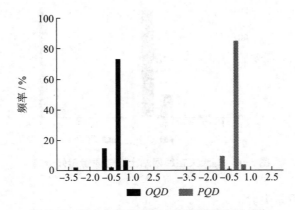

图 5-5　好大夫在线网站上服务质量失验分布

3. 调节变量

本章的调节变量为疾病严重性（*Disease_severity*）。根据死亡率，疾病一般分为致命疾病和非致命疾病，也就是高严重性的疾病和低严重性的疾病。为了区分不同疾病的严重性（Cao et al.，2017；Lu and Wu，2016；Yang，Guo，and Wu，2015），根据《2015 中国卫生和计划生育统计年鉴》中的城市患者死亡率选择样本中死亡率差异显著的疾病。本章选择了 3 种高严重性疾病（冠心病、糖尿病、脑梗死）和 3 种低严重性疾病（月经失调、抑郁、咽炎）。疾病严重性（*Disease_severity*）采用虚拟变量表示，高疾病严重性编码为 1，低疾病严重性编码为 0。

4. 控制变量

本章使用患者信息作为模型中的控制变量，包括患者目前状态（*Current_status*）、标签数量（*Tag_number*）、发表治疗经验（*Posting_experience*）以及择医原因（*Selecting_reason*）等。①好大夫在线网站上患者目前状态分为 4 种：康复（*Recovered*）、好转（*Improved*）、未好转（*Unimproved*）、加重（*Aggravated*）。本章研究使用 3 个虚拟变量（0 或 1）分别表示康复（*Recovered*）、好转（*Improved*）和未好转（*Unimproved*）。②好大夫在线网站为患者提供了两种在线评论方式，一种是撰写感谢信，另一种是分享治疗经验。本章使用一个虚拟变量（0 或 1）表示患者是否分享治疗经验（*Posting_experience*）撰写评论。③好大夫在线网站上患者择医原因（*Selecting_reason*）包括网络评价（*Network*）、熟人推荐（*Acquaintance*）、医生推荐（*Doctor*）和随机挂号（*Random*）。本章使用 3 个虚拟变量（0 或 1）分别表示熟人推荐（*Acquaintance*）、医生推荐（*Doctor*）和随机挂号（*Random*）。④参考 Li 等（2020）的研究，在研究模型中分别纳入了疾病固定效应（*Disease_fixed_effects*）和医生固定效应（*Physician_fixed_effects*）以控制未观察到的疾病异质性和医生异质性，使它们不会随时间变化。

对研究变量测量的概述如表 5-1 所示，包括因变量、自变量、调节变量和控制变量。

表 5-1　变量说明

变量类型	变量名称	变量符号	测量项
因变量	情绪反应	*Emotional_response*	积极情感强度
	评论努力度	*Reviewing_effort*	评论长度
自变量	结果质量感知	*OQP*	治疗效果打分
	过程质量感知	*PQP*	治疗态度打分
	结果质量失验	*OQD*	治疗效果打分与平均分差值
	过程质量失验	*PQD*	治疗态度打分与平均分差值
调节变量	疾病严重性	*Disease_severity*	疾病严重性
控制变量	目前状态	*Current_status*	康复（*Recovered*）、好转（*Improved*）、未好转（*Unimproved*），加重（*Aggravated*）
	标签数量	*Tag_number*	标签数量
	发表治疗经验	*Posting_experience*	发表治疗经验
	择医原因	*Selecting_reason*	网络评价（*Network*）、熟人推荐（*Acquaintance*）、医生推荐（*Doctor*）、随机挂号（*Random*）
	疾病固定效应	*Disease_fixed_effects*	—
	医生固定效应	*Physician_fixed_effects*	—

5.3.3　数据处理和描述统计

研究变量的描述统计结果如表 5-2 所示，包括均值、标准差、最小值和最大值。在进行回归分析之前，本章首先对主要变量进行了相关分析，结果如表 5-3 所示。

表 5-2　变量描述统计（N=11340）

变量	均值	标准差	最小值	最大值
Aggravated	0.001	0.039	0.000	1.000
Unimproved	0.002	0.046	0.000	1.000
Improved	0.858	0.349	0.000	1.000

变量	均值	标准差	最小值	最大值
Recovered	0.138	0.345	0.000	1.000
Tag_number	5.677	2.758	0.000	12.000
Posting_experience	0.874	0.332	0.000	1.000
Network	0.443	0.497	0.000	1.000
Acquaintance	0.226	0.418	0.000	1.000
Doctor	0.116	0.321	0.000	1.000
Random	0.215	0.411	0.000	1.000
OQP	4.744	0.603	1.000	5.000
PQP	4.884	0.372	1.000	5.000
OQD	-0.166	0.614	-4.000	3.500
PQD	-0.055	0.385	-4.000	3.500
Disease_severity	0.363	0.481	0.000	1.000
Emotional_response	86.721	22.327	0.000	100.000
Reviewing_effort	31.023	47.698	1.000	1104.000

表 5-3 主要变量相关分析（*N*=11340）

变量	OQP	PQP	OQD	PQD	Disease_severity	Emotional_response	Reviewing_effort
OQP	1.000						
PQP	0.539	1.000					
OQD	0.959	0.497	1.000				
PQD	0.494	0.928	0.546	1.000			
Disease_severity	0.053	0.032	0.016	-0.017	1.000		
Emotional_response	0.167	0.218	0.152	0.197	0.015	1.000	
Reviewing_effort	0.025	0.024	0.025	0.029	-0.004	0.086	1.000

5.4　研究方法与结果

5.4.1 研究方法

由于服务质量感知［结果质量感知（OQP）和过程质量感知（PQP）］与服务质量失验［结果质量失验（OQD）和过程质量失验（PQD）］相关系数过高（见表5-3），超过0.800，将这些变量添加到同一模型中可能会影响其效应的显著性，本章建立了4个估计模型检验假设。

参照 Li 等（2020）的研究，本章采用 OLS 回归模型检验服务质量感知［结果质量感知（OQP）和过程质量感知（PQP）］和服务质量失验［结果质量失验（OQD）和过程质量失验（PQD）］对患者情绪反应（$Emotional\_ response$）的影响，分别如式（5-3）和式（5-4）所示。在式（5-3）中，$\alpha_0 \sim \alpha_5$ 为待估计参数；在式（5-4）中，$\beta_0 \sim \beta_5$ 为待估计参数。

$$
\begin{aligned}
Emotional\_ response_{ijk,\ t+1} = &\ \alpha_0 + \alpha_1 OQP_{ijk,\ t+1} + \alpha_2 PQP_{ijk,\ t+1} + \\
&\ \alpha_3 Disease\_ severity_{k,\ t+1} + \\
&\ \alpha_4 OQP_{ijk,\ t+1} \times Disease\_ severity_{k,\ t+1} + \\
&\ \alpha_5 PQP_{ijk,\ t+1} \times Disease\_ severity_{k,\ t+1} + \\
&\ \sum_J \rho_j \times Physician_j + \sum_K \lambda_k \times Disease_k + \\
&\ Control\ variables_{ij,\ t} + \varepsilon_{ijk,\ t} \qquad (5\text{-}3)
\end{aligned}
$$

$$
\begin{aligned}
Emotional\_ response_{ijk,\ t+1} = &\ \beta_0 + \beta_1 OQD_{ijk,\ t+1} + \beta_2 PQD_{ijk,\ t+1} + \\
&\ \beta_3 Disease\_ severity_{k,\ t+1} + \\
&\ \beta_4 OQD_{ijk,\ t+1} \times Disease\_ severity_{k,\ t+1} + \\
&\ \beta_5 PQD_{ijk,\ t+1} \times Disease\_ severity_{k,\ t+1} + \\
&\ \sum_J \rho_j \times Physician_j + \sum_K \lambda_k \times Disease_k + \\
&\ Control\ variables_{ij,\ t} + \varphi_{ijk,\ t} \qquad (5\text{-}4)
\end{aligned}
$$

考虑到因变量——评论努力度（*Reviewing_effort*）是一个方差显著大于均值的非零计数变量，本章采用 ZINB 回归模型检验服务质量感知［结果质量感知（*OQP*）和过程质量感知（*PQP*）］和服务质量失验［结果质量失验（*OQD*）和过程质量失验（*PQD*）］对患者评论努力度（*Reviewing_effort*）的影响，分别如式（5-5）和式（5-6）所示。在式（5-5）中，$\gamma_0 \sim \gamma_9$ 为待估计参数；在式（5-6）中，$\kappa_0 \sim \kappa_9$ 为待估计参数。

$$
\begin{aligned}
Reviewing\_effort_{ijk,\,t+1} = {} & \gamma_0 + \gamma_1 OQP_{ijk,\,t+1} + \gamma_2 PQP_{ijk,\,t+1} + \gamma_3 OQP_{ijk,\,t+1}^2 + \\
& \gamma_4 PQP_{ijk,\,t+1}^2 + \gamma_5 Disease\_severity_{k,\,t+1} + \\
& \gamma_6 OQP_{ijk,\,t+1} \times Disease\_severity_{k,\,t+1} + \\
& \gamma_7 PQP_{ijk,\,t+1} \times Disease\_severity_{k,\,t+1} + \\
& \gamma_8 OQP_{ijk,\,t+1}^2 \times Disease\_severity_{k,\,t+1} + \\
& \gamma_9 PQP_{ijk,\,t+1}^2 \times Disease\_severity_{k,\,t+1} + \\
& \sum_J \rho_j \times Physician_j + \sum_K \lambda_k \times Disease_k + \\
& Control\ variables_{ij,\,t} + \mu_{ijk,\,t}
\end{aligned} \tag{5-5}
$$

$$
\begin{aligned}
Reviewing\_effort_{ijk,\,t+1} = {} & \kappa_0 + \kappa_1 OQD_{ijk,\,t+1} + \kappa_2 PQD_{ijk,\,t+1} + \kappa_3 OQD_{ijk,\,t+1}^2 + \\
& \kappa_4 PQD_{ijk,\,t+1}^2 + \kappa_5 Disease\_severity_{k,\,t+1} + \\
& \kappa_6 OQD_{ijk,\,t+1} \times Disease\_severity_{k,\,t+1} + \\
& \kappa_7 PQD_{ijk,\,t+1} \times Disease\_severity_{k,\,t+1} + \\
& \kappa_8 OQD_{ijk,\,t+1}^2 \times Disease\_severity_{k,\,t+1} + \\
& \kappa_9 PQD_{ijk,\,t+1}^2 \times Disease\_severity_{k,\,t+1} + \\
& \sum_J \rho_j \times Physician_j + \sum_K \lambda_k \times Disease_k + \\
& Control\ variables_{ij,\,t} + \vartheta_{ijk,\,t}
\end{aligned} \tag{5-6}
$$

其中，i 代表患者，j 代表医生，k 代表疾病，$Physician_j$ 代表医生固定效果，$Disease_k$ 代表疾病固定效应，$Control\ variables_{ij,t}$ 代表前面介绍的控制变量。

5.4.2　回归结果

本章使用 STATA 15.0 软件的 OLS 回归功能和 ZINB 回归功能完成上文提到的研究假设验证。

1. 情绪反应回归结果

患者情绪反应（*Emotional_response*）的回归结果如表 5-4 所示。Model 1 只包含常数和控制变量。Model 2 和 Model 3 增加了结果质量感知（*OQP*）、过程质量感知（*PQP*）以及与疾病严重性（*Disease_severity*）的交互项。Model 4 和 Model 5 增加了结果质量失验（*OQD*）、过程质量失验（*PQD*）以及与疾病严重性（*Disease_severity*）的交互项。

Model 2 结果显示，结果质量感知（*OQP*）（$\alpha = 1.485$，$p < 0.001$）和过程质量感知（*PQP*）（$\alpha = 8.406$，$p < 0.001$）正向影响患者的情绪反应（*Emotional_response*）。因此，H_{1a} 和 H_{1b} 得到支持。

由 Model 3 可知，疾病严重性（*Disease_severity*）对过程质量感知（*PQP*）和情绪反应（*Emotional_response*）之间关系的调节作用（$\alpha = 2.985$，$p < 0.05$）是正向且显著的，但是对结果质量感知（*OQP*）和情绪反应（*Emotional_response*）的调节作用（$\alpha = 0.513$，$p > 0.05$）不显著。因此，H_{5a} 未得到支持，H_{5b} 得到支持，也就是说，疾病严重性只是正向调节过程质量感知与情绪反应之间的关系。疾病严重性（*Disease_severity*）对过程质量感知（*PQP*）和情绪反应（*Emotional_response*）之间关系的调节作用如图 5-6 所示。

Model 4 结果显示，结果质量失验（*OQD*）（$\beta = 1.489$，$p < 0.001$）和过程质量失验（*PQD*）（$\beta = 8.322$，$p < 0.001$）均正向且显著地影响患者的情绪反应（*Emotional_response*）。因此，H_{3a} 和 H_{3b} 均得到支持。

由 Model 5 可知，疾病严重性（*Disease_severity*）对过程质量失验（*PQD*）和情绪反应（*Emotional_response*）之间关系的调节作用（$\beta = 3.066$，$p < 0.05$）是正向且显著的，说明 H_{7b} 得到支持。疾病严重性（*Disease_severity*）对过程

质量失验（PQD）和情绪反应（$Emotional\_response$）之间关系的调节作用如图 5-7 所示。然而，疾病严重性（$Disease\_severity$）对结果质量失验（OQD）和情绪反应（$Emotional\_response$）之间关系的调节作用（$\beta = 0.490$，$p > 0.05$）是正向的但不显著，因此 H_{7a} 未得到支持。

表 5-4　情绪反应回归结果（$N = 11340$）

变量	Model 1	Model 2	Model 3	Model 4	Model 5
常数项	66.873***	38.535***	42.717**	85.543***	86.328***
	(6.643)	(6.864)	(16.308)	(6.703)	(16.133)
Unimproved	−18.358*	−15.192*	−13.953***	−14.882*	−13.657
	(7.458)	(7.379)	(7.391)	(7.381)	(7.392)
Improved	23.985***	5.917	6.455	6.373	6.868
	(5.837)	(5.912)	(5.914)	(5.907)	(5.909)
Recovered	25.176***	6.395	6.939	6.857	7.357
	(5.872)	(5.959)	(5.961)	(5.954)	(5.956)
Tag_number	0.853***	0.623***	0.623***	0.626***	0.625***
	(0.084)	(0.084)	(0.084)	(0.084)	(0.084)
Posting_experience	−5.299***	−4.962***	−4.944***	−4.966***	−4.948***
	(0.673)	(0.666)	(0.666)	(0.666)	(0.666)
Acquaintance	0.749	0.272	0.285	0.281	0.294
	(0.585)	(0.583)	(0.583)	(0.583)	(0.583)
Doctor	0.144	−0.072	−0.054	−0.054	−0.038
	(0.744)	(0.738)	(0.738)	(0.738)	(0.738)
Random	−1.647**	−1.338*	−1.294*	−1.326*	−1.282*
	(0.621)	(0.617)	(0.617)	(0.617)	(0.617)
OQP		1.485***	1.335**		
		(0.434)	(0.509)		
PQP		8.406***	7.473***		
		(0.721)	(0.851)		
OQD				1.489***	1.346**
				(0.434)	(0.509)
PQD				8.322***	7.370***
				(0.719)	(0.849)

续表

变量	Model 1	Model 2	Model 3	Model 4	Model 5
Disease_severity			−16.233 (16.492)		−1.205 (15.277)
OQP×Disease_severity			0.513 (0.940)		
PQP×Disease_severity			2.985* (1.510)		
OQD×Disease_severity					0.490 (0.939)
PQD×Disease_severity					3.066* (1.509)
Disease_fixed_effects	Yes	Yes	Yes	Yes	Yes
Physician_fixed_effects	Yes	Yes	Yes	Yes	Yes
F	1.660***	4.756***	4.749***	4.737***	4.749***
R^2	0.203	0.422	0.422	0.421	0.422

注：括号中的数字为标准误差；$^*p<0.05$，$^{**}p<0.01$，$^{***}p<0.001$。

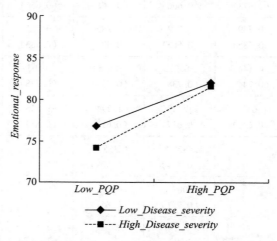

图5-6 疾病严重性（*Disease_severity*）对过程质量感知（*PQP*）

和情绪反应（*Emotional_response*）之间关系的调节作用

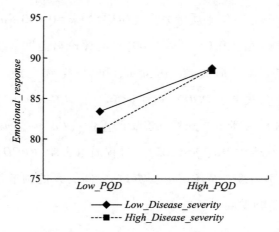

图 5-7   疾病严重性（*Disease_severity*）对过程质量失验（*PQD*）

和　情绪反应（*Emotional_response*）之间关系的调节作用

2. 评论努力度回归结果

患者评论努力度（*Reviewing_effort*）的回归结果如表 5-5 所示。Model 6 只包含常数和控制变量。Model 7 和 Model 8 添加了结果质量感知（*OQP*）、过程质量感知（*PQP*）以及与疾病严重性（*Disease_severity*）的交互项。Model 9 和 Model 10 增加了结果质量失验（*OQD*）、过程质量失验（*PQD*）以及与疾病严重性（*Disease_severity*）的交互项。

Model 7 结果显示，结果质量感知（*OQP*）（$\gamma = 0.066$，$p < 0.001$）、过程质量感知（*PQP*）（$\gamma = 0.051$，$p < 0.01$）与评论努力度（*Reviewing_effort*）之间存在显著的"U"形关系，因此 H_{2a} 和 H_{2b} 得到支持。结果质量感知（*OQP*）、过程质量感知（*PQP*）和评论努力度（*Reviewing_effort*）之间的"U"形关系如图 5-8 所示。

Model 8 结果显示，疾病严重性（*Disease_severity*）对结果质量感知（*OQP*）（$\gamma = -0.014$，$p > 0.05$）、过程质量感知（*PQP*）（$\gamma = -0.058$，$p > 0.05$）与评论努力度（*Reviewing_effort*）之间关系的调节作用为负向且不显著，说明 H_{6a} 与 H_{6b} 未得到支持。

Model 9 结果显示，结果质量失验（OQD）（$\kappa = 0.050$，$p<0.001$）、过程质量失验（PQD）（$\kappa = 0.053$，$p<0.001$）与评论努力度（$Reviewing\_effort$）之间存在显著的"U"形关系，因此 H_{4a} 和 H_{4b} 得到支持。结果质量失验（OQD）、过程质量失验（PQD）和评论努力度（$Reviewing\_effort$）之间的"U"形关系如图 5-9 所示。此外，疾病严重性（$Disease\_severity$）对结果质量失验（OQD）（$\kappa = 0.013$，$p>0.05$）、过程质量失验（PQD）（$\kappa = -0.060$，$p>0.05$）和评论努力度（$Reviewing\_effort$）之间关系的调节作用不显著。因此，H_{8a} 和 H_{8b} 未得到支持。

表 5-5　评论努力度回归结果（N=11340）

变量	Model 6	Model 7	Model 8	Model 9	Model 10
常数项	4.453 *** (0.196)	5.745 *** (0.292)	5.581 *** (0.546)	4.218 *** (0.204)	3.789 *** (0.490)
Unimproved	−0.011 (0.224)	−0.040 (0.224)	0.046 (0.227)	−0.203 (0.230)	−0.156 (0.233)
Improved	−0.844 *** (0.173)	−0.413 * (0.182)	−0.388 * (0.183)	−0.634 *** (0.182)	−0.627 *** (0.183)
Recovered	−0.762 *** (0.173)	−0.337 (0.183)	−0.312 (0.184)	−0.556 ** (0.183)	−0.549 ** (0.184)
Tag_number	0.049 *** (0.002)	0.047 *** (0.003)	0.047 *** (0.003)	0.047 *** (0.003)	0.047 *** (0.003)
Posting_experience	−0.519 *** (0.020)	−0.517 *** (0.020)	−0.517 *** (0.020)	−0.517 *** (0.020)	−0.518 *** (0.020)
Acquaintance	−0.103 *** (0.017)	−0.095 *** (0.017)	−0.095 *** (0.017)	−0.098 *** (0.017)	−0.097 *** (0.017)
Doctor	−0.147 *** (0.022)	−0.136 *** (0.022)	−0.135 *** (0.022)	−0.139 *** (0.022)	−0.138 *** (0.022)
Random	−0.138 *** (0.019)	−0.126 *** (0.019)	−0.125 *** (0.019)	−0.129 *** (0.019)	−0.127 *** (0.019)
OQP		−0.502 *** (0.086)	−0.541 *** (0.104)		

续表

变量	Model 6	Model 7	Model 8	Model 9	Model 10
PQP		-0.424** (0.137)	-0.521*** (0.159)		
OQD				0.109*** (0.027)	0.121*** (0.033)
PQD				0.075* (0.036)	0.057 (0.043)
OQP^2		0.066*** (0.011)	0.073*** (0.014)		
PQP^2		0.051** (0.016)	0.059** (0.020)		
OQD^2				0.050*** (0.011)	0.049*** (0.013)
PQD^2				0.053*** (0.017)	0.065*** (0.020)
$Disease\_severity$			-1.018 (0.684)		0.430 (0.463)
$OQP \times Disease\_severity$			0.045 (0.182)		
$PQP \times Disease\_severity$			0.610* (0.296)		
$OQP^2 \times Disease\_severity$			-0.014 (0.024)		
$PQP^2 \times Disease\_severity$			-0.058 (0.036)		
$OQD \times Disease\_severity$					-0.027 (0.058)
$PQD \times Disease\_severity$					0.041 (0.076)
$OQD^2 \times Disease\_severity$					0.013 (0.023)

续表

变量	Model 6	Model 7	Model 8	Model 9	Model 10
$PQD^2 \times Disease\_severity$					−0.060 (0.036)
$Disease\_fixed\_effects$	Yes	Yes	Yes	Yes	Yes
$Physician\_fixed\_effects$	Yes	Yes	Yes	Yes	Yes
$Log\ likelihood$	−46109.398	−46064.356	−46057.542	−46076.312	−46070.192
$LR\ chi2$	7334.810	7424.900	7438.520	7400.980	7413.230
$Prob>chi2$	0.000	0.000	0.000	0.000	0.000

注：括号中的数字为标准误差；* $p<0.05$，** $p<0.01$，*** $p<0.001$。

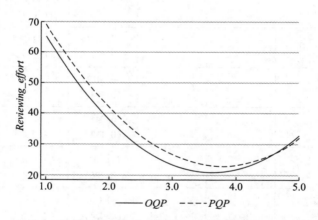

图 5-8　结果质量感知（*OQP*）和过程质量感知（*PQP*）
与评论努力度（*Reviewing_effort*）之间的关系

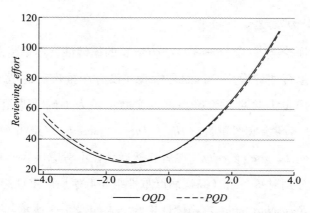

图5-9　结果质量失验（**OQD**）和过程质量失验（**PQD**）
与评论努力度（*Reviewing_effort*）之间的关系

5.4.3　稳健性检验

为了检验结果的稳健性，本章分别使用两种不同的方法运行情绪反应（*Emotional_response*）和评论努力度（*Reviewing_effort*）的估计模型。具体的稳健性检验过程如下。

1. 情绪反应稳健性检验

情绪反应（*Emotional_response*）的稳健性检验是采用基于情感词典的词频统计方法计算文本评论中的积极情绪强度。参照 Li 等（2020）、Ren 和 Hong（2019）的研究，本章使用在线评论中积极情绪词所占百分比来衡量积极情绪强度，如式（5-7）所示。情感分析过程分两步完成。①确定文本评论中的必要信息。通过使用结巴（Jieba）对所有的文本评论进行分词，并删除了每个评论中的停用词以减少不必要的信息。②基于第①步的必要信息和知网情感词典，计算每个文本评论的积极情感强度。情绪反应（*Emotional_response*）稳健性检验结果如表5-6所示。

$$Emotional\_response = \frac{Number\ of\ positive\ emotional\ words}{Number\ of\ words\ in\ a\ review} \times 100\% \quad （5-7）$$

2. 评论努力度稳健性检验

为了检验评论努力度（Reviewing_effort）的稳健性，本章将总数据分成两个子样本再次运行估计模型，目的是检验在没有严重疾病的情况下，服务质量感知和服务质量失验对评论努力度的主效应。为了确保两组之间的差异，数据包括 4000 名高疾病严重性（High_Disease_severity）患者和 4000 名低疾病严重性（Low_Disease_severity）患者。然后，在不考虑疾病严重性的调节作用的情况下，分别对每一组（高疾病严重性组和低疾病严重性组）进行分析。评论努力度（Reviewing_effort）稳健性检验结果如表 5-7 所示。

表 5-6 情绪反应稳健性检验结果

变量	Model 1	Model 2	Model 3	Model 4	Model 5
常数项	5.596 (5.849)	−5.541 (6.097)	−0.711 (14.486)	14.276* (5.954)	20.756 (14.329)
Unimproved	9.051 (6.566)	10.092 (6.554)	10.089 (6.566)	10.216 (6.555)	10.227 (6.566)
Improved	22.239*** (5.139)	13.868** (5.251)	13.964** (5.253)	14.077** (5.246)	14.183** (5.249)
Recovered	22.176*** (5.170)	13.437* (5.293)	13.534* (5.295)	13.648** (5.288)	13.756** (5.290)
Tag_number	0.088 (0.074)	−0.008 (0.075)	−0.009 (0.075)	−0.007 (0.075)	−0.007 (0.075)
Posting_experience	−1.632** (0.592)	−1.453* (0.592)	−1.431* (0.592)	−1.455* (0.592)	−1.433* (0.592)
Acquaintance	1.003 (0.516)	0.716 (0.518)	0.735 (0.518)	0.719 (0.518)	0.739 (0.518)
Doctor	1.757** (0.656)	1.596* (0.656)	1.603* (0.656)	1.603* (0.656)	1.610* (0.656)
Random	0.765 (0.548)	0.822 (0.549)	0.817 (0.549)	0.825 (0.549)	0.821 (0.549)
OQP		1.204** (0.386)	0.704 (0.453)		

续表

变量	Model 1	Model 2	Model 3	Model 4	Model 5
PQP		2.969*** (0.640)	3.633*** (0.757)		
OQD				1.213** (0.386)	0.718 (0.453)
PQD				2.911*** (0.639)	3.556*** (0.755)
$Disease\_severity$			−3.056 (14.649)		−6.459 (13.569)
$OQP \times Disease\_severity$			1.767 (0.835)		
$PQP \times Disease\_severity$			2.294* (1.342)		
$OQD \times Disease\_severity$					1.747 (0.835)
$PQD \times Disease\_severity$					2.233* (1.341)
$Disease\_fixed\_effects$	Yes	Yes	Yes	Yes	Yes
$Physician\_fixed\_effects$	Yes	Yes	Yes	Yes	Yes
F	1.290***	3.819***	3.814***	3.819***	3.814***
R^2	0.165	0.370	0.370	0.370	0.370

注：括号中的数字为标准误差；* $p<0.05$，** $p<0.01$，*** $p<0.001$。

表 5-7　评论努力度稳健性检验结果

变量	High_Disease_severity	Low_Disease_severity	变量	High_Disease_severity	Low_Disease_severity
常数项	3.952*** (0.606)	5.913*** (0.583)	常数项	3.206*** (0.410)	4.686*** (0.514)
Unimproved	0.775 (0.481)	0.053 (0.459)	Unimproved	0.549 (0.484)	−0.304 (0.492)
Improved	0.525 (0.413)	−0.466 (0.411)	Improved	0.365 (0.398)	−0.881* (0.435)
Recovered	0.549 (0.414)	−0.384 (0.412)	Recovered	0.389 (0.400)	−0.798 (0.437)
Tag_number	0.046*** (0.004)	0.048*** (0.004)	Tag_number	0.046*** (0.004)	0.049*** (0.004)
Posting_experience	−0.513*** (0.029)	−0.560*** (0.035)	Posting_experience	−0.513*** (0.029)	−0.562*** (0.035)
Acquaintance	−0.032 (0.029)	−0.129*** (0.030)	Acquaintance	−0.032 (0.029)	−0.132*** (0.030)
Doctor	−0.083* (0.035)	−0.126*** (0.040)	Doctor	−0.082* (0.035)	−0.129*** (0.040)
Random	−0.100*** (0.031)	−0.110*** (0.032)	Random	−0.099*** (0.031)	−0.110*** (0.032)
OQP	−0.596*** (0.153)	−0.494*** (0.154)	OQD	0.111* (0.047)	0.138** (0.049)
PQP	0.049 (0.269)	−0.435 (0.230)	PQD	0.091 (0.062)	0.056 (0.063)
OQP^2	0.072*** (0.020)	0.067*** (0.020)	OQD^2	0.071*** (0.019)	0.056** (0.020)
PQP^2	0.003 (0.032)	0.054* (0.028)	PQD^2	0.014 (0.031)	0.040* (0.029)
Disease_fixed_effects	Yes	Yes	Disease_fixed_effects	Yes	Yes
Physician_fixed_effects	Yes	Yes	Physician_fixed_effects	Yes	Yes
Log likelihood	−16126.461	−16141.238	Log likelihood	−16125.126	−16147.300

变量	High_ Disease_ severity	Low_ Disease_ severity	变量	High_ Disease_ severity	Low_ Disease_ severity
LR chi2	2762.010	3118.660	*LR chi2*	2764.680	3106.540
Prob>chi2	0.000	0.000	*Prob>chi2*	0.000	0.000

注：括号中的数字为标准误差；*p<0.05，**p<0.01，***p<0.001。

5.5　研究讨论与结论

本章关注在线医疗社区患者在线评论的形成过程，包括患者的情绪反应和评论努力度及其背后的动机。本章基于期望-失验理论和服务质量理论，检验了服务质量感知（结果质量感知和过程质量感知）和服务质量失验（结果质量失验和过程质量失验）对患者情绪反应与评论努力度的影响，假设检验结果如表5-8所示。

表5-8　患者评论撰写行为假设检验结果

序号	假设描述	检验结果
H_{1a}	结果质量感知对患者嵌入文本评论的情绪反应有正向影响。具体来说，当患者感知到更高的结果质量时，他们倾向于在评论中表达更多的积极情绪	支持
H_{1b}	过程质量感知对患者嵌入文本评论的情绪反应有正向影响。具体来说，当患者感知到更高的过程质量时，他们倾向于在评论中表达更多的积极情绪	支持
H_{2a}	结果质量感知与患者撰写在线评论的评论努力度之间存在"U"形关系	支持
H_{2b}	过程质量感知与患者撰写在线评论的评论努力度之间存在"U"形关系	支持
H_{3a}	结果质量失验对患者嵌入文本评论的情绪反应有正向影响。具体来说，当结果质量失验变得更加正面时，患者倾向于在评论中表达更多积极的情绪反应	支持
H_{3b}	过程质量失验对患者嵌入文本评论的情绪反应有正向影响。具体来说，当过程质量失验变得更加正面时，患者倾向于在评论中表达更多积极的情绪反应	支持
H_{4a}	结果质量失验与患者撰写在线评论的评论努力度之间存在"U"形关系	支持
H_{4b}	过程质量失验与患者撰写在线评论的评论努力度之间存在"U"形关系	支持
H_{5a}	结果质量感知与患者情绪反应之间的关系受到疾病严重性的正向调节	不支持

序号	假设描述	检验结果
H_{5b}	过程质量感知与患者情绪反应之间的关系受到疾病严重性的正向调节	支持
H_{6a}	结果质量感知与患者评论努力度之间的关系受到疾病严重性的正向调节	不支持
H_{6b}	过程质量感知与患者评论努力度之间的关系受到疾病严重性的正向调节	不支持
H_{7a}	结果质量失验与患者情绪反应之间的关系受到疾病严重性的正向调节	不支持
H_{7b}	过程质量失验与患者情绪反应之间的关系受到疾病严重性的正向调节	支持
H_{8a}	结果质量失验与患者评论努力度之间的关系受到疾病严重性的正向调节	不支持
H_{8b}	过程质量失验与患者评论努力度之间的关系受到疾病严重性的正向调节	不支持

5.5.1　研究发现与讨论

本章有以下 3 个主要研究发现。

（1）虽然已经有很多关于在线医疗社区中服务质量作用，特别是服务质量期望作用的研究（Cao et al.，2017；Li et al.，2021），但是本章与以往研究不同，从期望-失验理论角度出发，在一个研究模型中探讨了服务质量感知（结果质量感知和过程质量感知）和服务质量失验（结果质量失验和过程质量失验）的作用。与服务质量感知影响患者满意度（Yang，Guo，and Wu，2015）和称赞（Wu et al.，2020）的研究相似，本章研究发现，这种感知也是影响患者文本评论中积极情绪强度的重要因素。患者对结果质量和过程质量的感知越高，嵌入文本评论中的积极情绪越强。此外，患者对服务质量的感知与评论努力度之间存在非对称的"U"形关系，患者对服务质量的感知越低，评论努力度越多。当结果质量感知为 3.5 或过程质量感知为 4.0 时，评论努力度最低，见图 5-8。

（2）过去研究表明，消费者的评论撰写行为受到以往平均评分、评分方差（Ho et al.，2017）、消费者自身经历和评论失验（Li et al.，2020）的影响，这一效应也适用于医疗健康领域。研究发现，服务质量失验是影响患者评论撰写行为的重要因素。在在线医疗社区中，患者感知到的服务质量越高，撰写文本评论时表达的积极情绪越多。这个结果与之前的研究一致，即评论失验与消费者的情绪反应相关（Li et al.，2020）。然而，研究发现，服务质量失验与评论努力度之间并非简单的线性关系（Li et al.，2020），而是一种非对称的"U"形关系。具体而言，当正面失验时，患者的评论努力度大于负面失验时的评论努力度，在结果质量失验和过程质量失验为-1.0时，评论努力度最低，见图5-9。

（3）本章通过检验疾病严重性对服务质量和患者评论撰写行为的调节作用，发现服务质量感知和服务质量失验与情绪反应之间的关系受到在线医疗社区用户个体特征的影响，再次为个体特征对医疗健康领域的用户行为影响研究提供了理论证据。研究发现，服务质量感知与服务质量失验对患者评论撰写行为的影响随治疗疾病的严重性不同而不同。具体而言，疾病严重性正向调节过程质量感知和过程质量失验。当过程质量感知较高，甚至高于预期时，有高疾病严重性的患者会更加满意，并在他们的文本评论中嵌入更多的积极情绪。这个结果与既往研究一致，服务提供过程对高疾病严重性的患者满意度有更大的影响（Yang，Guo，and Wu，2015）。然而，研究也发现，不同疾病类型的患者在撰写文本评论方面没有显著差异，尽管之前的研究表明患者行为主要受这些个体特征的影响（Han et al.，2019；Lu and Wu，2016）。本章深化了对用户个人特征在服务质量与患者行为互动中作用的理解。

5.5.2 研究意义与局限性

本章对在线医疗社区运营管理和通过在线平台提供医疗服务的个人具有以下现实研究意义。

（1）由于越来越多的消费者倾向于在购买前阅读在线评论，文本评论的强烈情绪对购买决定有更大的影响（Guo et al.，2020；Li et al.，2019）。研究结果表明，患者文本评论中的积极情绪强度不仅受到购买后服务质量感知的影响，还受到与购买前服务质量期望的差异影响。因此，服务提供商的电子口碑不仅与他们自身的表现相关，还与其他患者的平均评分差异相关。对于想要提高电子口碑的医疗服务提供商来说，应该关注每个患者的结果质量和过程质量。

（2）除了文本评论中包含的情绪外，评论长度也会影响消费者的购买决定。一般来说，在线评论越长越有说服力（Li et al.，2020）。研究发现，服务质量感知和服务质量失验与评论努力度之间存在非对称的"U"形关系。对于服务提供商而言，负面感知的长评论会对电子口碑产生负面影响，而只有正面失验的长评论才会对电子口碑产生正面影响。服务提供商应该重视前者，而不是后者。

（3）根据死亡率，患者人群可分为高疾病严重性患者和低疾病严重性患者。研究发现，疾病严重性可调节过程质量感知和过程质量失验对情绪反应的影响，高疾病严重性患者更注重过程质量而非结果质量。因此，对于治疗严重疾病的医疗服务提供者来说，改善提供医疗服务的流程尤其重要，如回复速度和交互深度（Yang，Guo，and Wu，2015）。

本章存在以下问题需要在未来进一步研究。第一，本章只使用了一个在线医疗社区——好大夫在线网站的数据检验研究模型和假设，研究发现可能缺乏普遍性。未来研究还需要收集多个在线医疗社区的数据检验研究模型的有效性。第二，本章使用两个时间点的横截面数据检验假设，无法观察到随时间的动态变化。未来研究可以从纵向研究的角度，通过面板数据检验模型和假设。第三，好大夫在线网站显示的患者评分格式与其他患者的平均评分格式不同，患者评分格式为1~5的数字，而其他患者的平均评分格式为60~100的百分比。在本章，需要用式（5-1）和式（5-2）计算结果质量失验与过程质量失验，可能会遗漏一些重要信息。未来研究可以从能够以相同格式呈现信息的网站收集数据。第四，患者的性别、年龄、学历、过往行为等特征可能会影响患者的评论行为。然而，由于对患者隐私的保护，在给定的在线医疗社区中无法观察到用户身份。如果患者的特征存在，未来研究可能会获得更多的见解。第五，根据以往文献，本章采用积极情绪强度和评论长度分别衡量患者的情绪反应和评论努力度。未来研究可以在数据可用时使用其他测量方式检验实证结果的稳健性。

5.6 本章小结

    本章分析了在线医疗社区中患者评论撰写行为，包括情绪反应、评论努力度及其动机。本章从期望-失验视角建立理论模型，分析服务质量感知（结果质量感知和过程质量感知）与服务质量失验（结果质量失验和过程质量失验）对患者评论撰写行为的影响。实证结果显示，服务质量感知和服务质量失验对积极情绪强度有正向影响，并且受到患者个体特征的调节作用。服务质量感知、服务质量失验与评论努力度之间均存在非对称的"U"形关系。研究还得到了在评论努力度最低点的结果质量和过程质量的感知值与失验值。研究结果拓展了在线患者评论、服务质量和消费者特征的研究，并对在线医疗社区的管理实践具有启示意义。

6 在线医疗社区医生个人网站转化率及其影响因素研究

随着 Web 2.0 的迅猛发展，越来越多的患者和医生积极参与在线医疗社区。虽然许多研究者对在线医疗社区进行了研究，但在线医疗社区转化率及其驱动因素尚未被讨论。本章基于服务质量理论提出一个理论模型，通过定义在线医疗社区的转化率，按照信息来源将在线医疗社区在线健康信息分为 3 类：医生生成信息、患者生成信息和系统生成信息，探讨多源在线健康信息对在线医疗社区转化率的影响。通过收集和使用中国的一个在线医疗社区的客观数据，应用 OLS 回归模型对研究假设进行检验，并指出本章的理论价值和管理应用建议。

6.1 医生个人网站转化率问题描述

医疗资源存在总量有限且分布不合理的现状（Patel et al.，2005），发达国家和大城市拥有最多的医疗服务，而许多国家和小城市的患者难以获得基础医疗服务（Luo et al.，2018）。在健康 2.0 技术的支持下，越来越多的用户认识到互联网对于获取关于疾病和治疗的知识与信息是有用的（Ziebland et al.，2004），这刺激了在线医疗社区的发展。通过在线医疗社区这一平台，患者可以随时随地就健康问题和疾病治疗向医生咨询。目前，在线医疗社区在降低医疗成本，提高运营效率、医疗资源的公平性和患者满意度等方面，具有重要意义（Li et al.，2019）。

随着消费者越来越喜欢通过互联网购买产品和服务，电子渠道已成为不同行业卖家的重要平台（Gudigantala et al.，2016），网站转化率也成为零售商关注的重点，它代表网站的访问者转化为消费者的比例（Ayanso and Yoogalingam，2009）。尽管网站转化率很重要，但是对服务型网站尤其是医疗健康领域中的服务型网站转化率的了解和研究十分有限。服务有 3 个主要特征（Parasuraman et al.，1985）：首先，大多数服务无法在销售前进行计数、测量、盘点、测试和验证，即服务具有无形性；其次，服务的表现因生产商、消费者和日期的差异而不同，即服务具有异质性；最后，服务的生产与消费密不可分，即服务具有不可分离性。因此，与其他类型的网站转化率不同，服务型网站转化率是指成功定位到信息的消费者占总访问者的比例（Jackson，2004）。在在线医疗社区选择医生的过程中，患者需要先访问医生个人网站，然后决定是否咨询，以及以何种方式咨询（Li et al.，2019；Yang et al.，2015），也就是将医生个人网站的访问者转化为消费者。因此，在线医疗社区转化率可以定义为医生个人网站中消费者与访问者的比例，如何将个人网站的访问者转化为消费者是社区管理者和服务提供者面临的基本问题。

在做出购买决策前，消费者会通过不同来源收集各种产品或服务的信息（Beritellip et al.，2007；Jang et al.，2017；Kim and Ratchford，2012）。同样地，患者在选择医生咨询时也可以依靠多个来源的在线健康信息，医生的个人网站会收集这些在线健康信息，如线上信息、线下信息（Guo et al.，2016；Li et al.，2019），个人信息、组织信息（Liu et al.，2016），系统生成信息、患者生成信息（Yang et al.，2015）。其中，系统生成信息是由医生工作的在线平台生成的，反映了服务提供者的贡献值、等级和知名度等，并且这种信息独立于在线医疗社区的医生和患者（Yang et al.，2015）；患者生成信息是由经历过医疗服务的患者生成的，如评论和评分，通常被用作反映医生服务结果质量的线索（Li et al.，2019；Li et al.，2019；Lu and Wu，2016）。在过去的研究中，系统生成信息和患者生成信息已经被证明与患者选择有关

（Yang et al.，2015），那么它们是否会继续影响医生个人网站转化率呢？

此外，医生个人网站中呈现的信息还包括由医生自身的在线行为和活动产生的信息（Li et al.，2019），即医生生成信息。在在线医疗社区中，医生可以提供比线下医院或诊所更多的服务类型，如图文咨询、电话咨询和预约挂号等（Wu and Lu，2018），医生还可以在个人网站上更新个人信息、发表文章、回复咨询和管理患者等，这些行为和活动可以产生大量的在线健康信息。过去研究已经表明，医生的在线行为和活动是反映其过程质量的重要线索（Yang，Guo，and Wu，2015），如医生发表的论文数量表现了其积极性（Li et al.，2019）、知识贡献（Li et al.，2019）和专业资本（Guo et al.，2017）。通常，患者从服务的结果质量和过程质量两个维度判断医生的服务质量（Yang et al.，2015），也就是本章关注的患者生成信息和医生生成信息。因此，医生生成信息是否与个人网站的转化率有关，以及医生生成信息与患者生成信息之间的关系类型，都是值得研究的。

系统生成信息是由系统使用一种算法自动计算出来的（Yang et al.，2015），每隔一段时间更新一次，但患者生成信息和医生生成信息是自医生开通个人网站以来就开始记录，也就是说，患者生成信息量和医生生成信息量均与医生使用个人网站的时间有关。同时，医生使用个人网站的时间越长，对在线医疗服务就越熟悉，就像传统医疗服务中患者更喜欢有经验的医生一样，患者也更喜欢选择熟悉在线医疗服务的医生。因此，医生个人网站的使用时间可能会影响患者生成信息和医生生成信息与医生个人网站转化率之间的关系。

本章旨在探究多源在线健康信息——医生生成信息、患者生成信息和系统生成信息对医生个人网站转化率的影响，以及医生使用个人网站时间的调节作用。因此，本章主要回答以下3个研究问题。

RQ1：医生生成信息、患者生成信息和系统生成信息如何影响医生个人网站转化率？

RQ2：医生生成信息和患者生成信息对医生个人网站转化率的影响是否

存在互补效应？

RQ3：医生使用个人网站时间如何调节医生生成信息和患者生成信息与医生个人网站转化率之间的关系？

6.2 个人网站转化率研究模型与假设

消费者决策过程是一个依靠多源信息不断排除选项的过程，患者在在线医疗社区中选择医生的过程与之类似。由于服务是无形的、异质的和不可分割的（Parasuraman et al.，1985），患者通过多来源在线健康信息缩小选择范围，最终选择一位合适的医生咨询。考虑到医生个人网站在患者决策过程中的重要性，为了打破过去研究的局限性，并回答以上提出的研究问题，本章建立了在线医疗社区医生个人网站转化率研究模型，如图 6-1 所示。本章以服务质量理论为理论基础，解释医生生成信息、患者生成信息和系统生成信息与医生个人网站转化率之间的关系，以及使用时间的调节作用。

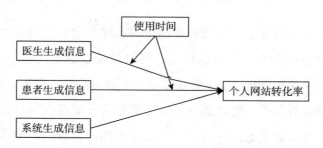

图 6-1　在线医疗社区医生个人网站转化率研究模型

6.2.1　医生生成信息对个人网站转化率的影响

由于医生的医疗服务是基于在线平台进行的，在线医疗社区记录了医生的在线行为和活动。对于患者来说，这些在线行为和活动往往是选择医生的重要因素。一方面，在线行为和活动表明了医生内源于在线动机，反映了医生参与在线社区的积极性，这种积极程度与医疗服务的热情密切相关，已经被证明会影响患者的咨询选择（Li et al.，2019）。另一方面，除了提供医疗服务外，医生还可以在在线医疗社区中更新自己的资料、发表学术文章和管理患者等，患者通过医生的这些在线行为和活动评判医生的活跃程度及努力程度。在在线医疗社区中，医生生成的信息越多，代表他们在平台上越活跃、越努力（Li et al.，2019）；相反，医生生成的信息越少，代表他们在平台上越不活跃、越不努力。例如，医生发表的学术文章数量（Li et al.，2019）和登录的频率（Chen et al.，2021；Li et al.，2020）等都影响着患者的选择。此外，医生的在线行为和活动也反映了医疗服务的过程质量，如与患者在线交互的深度、回复患者咨询的速度等（Yang et al.，2015）。由于医疗服务的特点，患者更喜欢拥有高质量服务过程的医生（Li et al.，2019；Yang，Guo，and Wu，2015）。如果患者在浏览医生个人网站时看到大量的医生生成信息，就会更加愿意转化为他们的患者。因此，本章提出以下研究假设。

H_1：医生生成信息对医生个人网站转化率有正向影响。

6.2.2 患者生成信息对个人网站转化率的影响

医生个人网站也是患者在线反馈的渠道，经历过医疗服务的患者，对医生的技术和服务质量有了深刻的体验，可以以特定的方式进行反馈。例如，好大夫在线网站为患者提供了多种反馈方式，如分享治疗经验、撰写感谢信、购买电子礼物和打分等。患者通过上述反馈行为生成的在线信息就是在线医疗社区中的患者生成信息。一方面，医生个人网站上显示的患者生成信息越多，意味着选择该医生服务的患者越多，也就是说，该医生的服务得到了大多数患者的认可。潜在的患者将这种反馈作为一种有用的信号，以此判断医生的服务能力和态度（Lu and Wu，2016）。这种患者由于缺乏专业的医疗知识，在对医生选项没有深入了解的情况下，会遵循大多数患者的决定，选择该医生提供的服务（Chen et al.，2021；Li et al.，2019）。另一方面，来源于患者的信息是判断医生服务结果质量的依据（Yang et al.，2015），比来自朋友和家人的评价更加客观、可信。这样的信息能够增加潜在患者对医生的信任，降低感知风险（Sillence et al.，2007）。患者更倾向于选择高服务结果质量的医生提供医疗服务（Yang et al.，2015）。因此，本章提出以下研究假设。

H_2：患者生成信息对医生个人网站转化率有正向影响。

在在线医疗社区中，医生生成信息和患者生成信息同时存在，这两种信息相互补充，促使患者在访问医生的个人网站后选择接受该医生的医疗服务。服务质量已经被证明对消费者决策有显著的正向影响。由于服务是通过服务提供者和接收者之间交互创建的，对服务质量的评价应该集中在两个维度：服务的过程质量和结果质量（Grönroos，1984）。如上述讨论，医生生成信息能够反映医生服务的过程质量，患者生成信息能够反映医生服务的结果质量。基于医疗服务的特点，患者判断一个医生需要依靠两种信息：过程质量（本章研究中的医生生成信息）和结果质量（本章研究中的患者生成信息），两者是相辅相成的（Chen et al.，2021；Yang et al.，2015）。拥有高质量服务过程和服务结果的医生是稀缺资源（Li et al.，2019），在线医疗社区对这种医生的需求量很大。当患者在医生个人网站上获得更多的医生生成信息或患者生成信息时，会增加选择医生服务的可能性，也就是增加医生个人网站的转化率。因此，本章提出以下研究假设。

H_3：医生生成信息与患者生成信息对医生个人网站转化率的影响存在互补关系。

6.2.3 系统生成信息对个人网站转化率的影响

系统生成信息是由第三方平台生成的，如排名顺序和推荐（Goolsbee and Chevalier，2005；Senecal and Nantel，2004）。从提供信息准确性的角度来看，来自第三方的在线产品或者服务的推荐被认为更加有用。许多消费者愿意搜索这些信息，以降低他们对制造商或者零售商信息的不确定性（Chen et al.，2016）。在线医疗社区的系统对医生选项也有排序和推荐，虽然这一排序和推荐不能直接反映医生的服务质量（Yang et al.，2015），但它更加客观、准确。在在线医疗社区中，患者会通过系统的推荐值形成对医生的整体印象。与推荐值低的医生相比，患者更愿意认为推荐值高的医生是可信的。有理由相信，被高度推荐的医生个人网站的转化率是很高的。因此，本章提出以下研究假设。

H_4：系统生成信息对医生个人网站转化率有正向影响。

6.2.4　使用时间的调节作用

在线医疗社区的医生开通个人网站是为了向其他医生和患者更好地展现自己，因此医生个人网站上累积了大量的在线健康信息，包括医生生成信息和患者生成信息。王浩等（2018）的研究表明，医生开通个人网站可以显著增加患者评论。一方面，通常医生使用在线医疗社区的时间越长，在个人网站上呈现的由医生和患者生成的在线健康信息就越多。如上述讨论，大量的医生生成信息有助于患者判断医生的积极性、活跃程度和努力程度，大量的患者生成信息有助于患者判断医生的服务技能和结果质量。另一方面，医生使用个人网站的时间代表着医生的在线资历和使用在线医疗社区的经验（Zhang et al.，2020）。通常医生使用在线医疗社区的时间越长，对在线医疗社区和在线医疗服务越熟悉。与传统的线下医疗服务相似，患者也倾向于在在线医疗社区中选择有经验的医生。因此，本章提出以下两个研究假设。

H_{5a}：个人网站的使用时间正向调节医生生成信息与转化率之间的关系。

H_{5b}：个人网站的使用时间正向调节患者生成信息与转化率之间的关系。

6.3　数据收集及变量测量

6.3.1　数据收集

本章研究背景是中国领先的在线医疗平台——好大夫在线。该平台成立于 2006 年，会集了来自全国各地不同医院的近 20 万名医生，每天为近 30 万名患者提供服务。

　　本章使用好大夫在线网站的数据检验假设，因为该平台具有以下几个特点。①该平台是中国最大的医患互动平台，在医患之间非常受欢迎。对这样一个大且受欢迎的平台进行研究，可以为本章提供丰富的研究数据，增加研究结果的普遍适用性。②该平台医生个人主页上统计了访问者数量和患者数量（访问者数量和消费者数量），为研究医生个人网站转化率提供了可能性。③在该平台注册的医生有个人主页，主页上展示了大量的在线健康信息，包括医生的在线活动、患者的在线活动等。这些为信息科学领域的研究提供了足够有价值的特征信息。好大夫在线网站上的医生个人网站示例如图6-2所示。

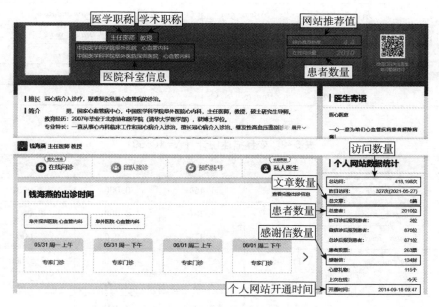

图6-2　好大夫在线网站上医生个人网站示例

　　本章开发了一个基于Python的爬虫程序，从2019年3月至7月自动下载了好大夫在线网站上的医生个人网站信息。本章设计了一个纵向研究，共采集5个时间段的短面板数据，最终获得了来自中国大陆2112名医生的样本数据集。

6.3.2 变量测量和描述统计

研究所有变量如表 6-1 所示。变量的描述统计结果如表 6-2 所示，包括变量的均值、标准差、最小值和最大值。

表 6-1　变量说明

变量类型	变量名称	变量符号	测量条目
因变量	医生个人网站转化率	$Conversion\_rate$	患者数量（$Patient\_number$）所占访问数量（$Visit\_number$）的比例
自变量	医生生成信息	$Physician\_gen$	文章数量（$Paper\_number$）
	患者生成信息	$Patient\_gen$	感谢信数量（$Letter\_number$）
	系统生成信息	$System\_gen$	推荐热度（$Recommendation$）
调节变量	使用时间	$Usage\_time$	使用年份（$Usage\_years$）
控制变量	医学职称	$Medical\_title$	医学职称
	学术职称	$Academic\_title$	学术职称
	医院等级	$Hospital\_level$	医院等级

表 6-2　变量描述统计（$N=10560$）

变量	均值	标准差	最小值	最大值
$Medical\_title$	2.455	1.463	0.000	4.000
$Academic\_title$	0.866	1.201	0.000	3.000
$Hospital\_level$	2.927	0.378	0.000	3.000
$Paper\_number$	11.246	53.232	0.000	1315.000
$Letter\_number$	20.738	66.354	0.000	1632.000
$Recommendation$	3.816	0.287	3.100	5.000
$Usage\_years$	5.058	3.150	0.000	11.420
$Patient\_number$	529.189	1390.845	0.000	29613.000
$Visit\_number$	439980.000	1302.529	17.000	1.810×10^7

1. 因变量

本章的因变量为医生个人网站转化率（*Conversion_rate*），用 t 时刻前医生个人网站中患者数量（*Patient_number*）所占访问数量（*Visit_number*）的比例来衡量，其中，患者数量包括只在线上咨询的患者和线下咨询后再次咨询的患者。患者数量与访问数量的均值和最大值不是一个数量级，方差很大，为了避免计算出的医生个人网站转化率（*Conversion_rate*）数值过小，对其进行换算，如式（6-1）所示。医生个人网站转化率频数统计结果如图6-3所示，可以看出，5个时间段的医生个人网站转化率是不同的，这是值得研究的。

$$Conversion\_rate = \frac{\ln\ (Patient\_number + 1)}{\ln\ (Visit\_number + 1)} \times 100\% \qquad (6-1)$$

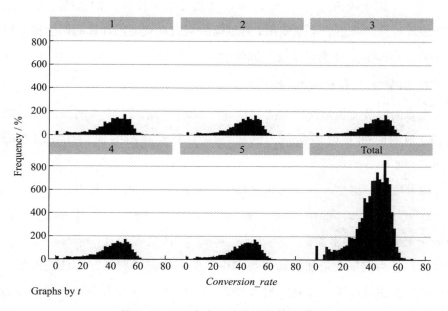

图6-3 医生个人网站转化率频数统计

2. 自变量

本章的自变量包括医生生成信息（*Physician_gen*）、患者生成信息

（*Patient_gen*）和系统生成信息（*System_gen*）。

（1）医生生成信息（*Physician_gen*）是指医生在在线医疗社区中的行为和活动产生的信息。因为发表学术文章是医生在在线医疗社区中的主要活动之一，本章用 t 时刻前医生发表的文章数量（*Paper_number*）来衡量医生生成信息。

（2）患者生成信息（*Patient_gen*）是指经历过医生服务的患者在在线医疗社区中反馈的信息。好大夫在线网站为患者提供了两种方式表达对医生的感谢，一种是为医生撰写感谢信，另一种是为医生购买电子礼物。本章用 t 时刻前医生收到的感谢信数量（*Letter_number*）来衡量患者生成信息（*Patient_gen*）。由表 6-2 变量描述统计的结果来看，文章数量（*Paper_number*）和感谢信数量（*Letter_number*）方差较大，且一些值为 0，本章研究使用了自然对数变换，即 $\ln(x+1)$。

（3）系统生成信息（*System_gen*）是指在线医疗社区的系统根据医生的在线表现计算的数值。本章使用 t 时刻前好大夫在线网站计算的医生推荐热度（*Recommendation*）来衡量系统生成信息，取值范围为 1～5。

3. 调节变量和控制变量

本章的调节变量是使用时间（*Usage_time*），用医生个人网站的开通时刻与 t 时刻的时间差值来衡量，也就是医生个人网站的使用年份（*Usage_years*）。

除此之外，医生一些信息也是患者选择医生咨询的影响因素（Li et al.，2019；Lu and Wu，2016；Yang et al.，2015），例如，医生的医学职称（*Medical_title*）、学术职称（*Academic_title*）和医院等级（*Hospital_level*）。本章将它们作为控制变量加入研究模型中。医生的医学职称分为住院医师、主治医师、副主任医师和主任医师 4 个级别，学术职称分为讲师、副教授和教授 3 个级别，医院也有 3 个级别。

6.3.3 变量相关分析

研究变量的相关分析结果如表 6-3 所示。医生生成信息（*Physician_gen*）

和患者生成信息（*Patient_gen*）与医生个人网站转化率（*Conversion_rate*）呈正相关关系，相关系数分别为 0.410 和 0.581。医生生成信息（*Physician_gen*）与患者生成信息（*Patient_gen*）也呈正相关关系，相关系数为 0.391。系统生成信息（*System_gen*）与医生个人网站转化率（*Conversion_rate*）呈正相关关系，相关系数为 0.431。医生生成信息（*Physician_gen*）和患者生成信息（*Patient_gen*）与使用时间（*Usage_time*）呈正相关关系，相关系数分别为 0.252 和 0.365。其中，最大的相关系数为 0.758，小于 0.800，可以有效避免多重共线性。

表 6-3 变量相关分析 （*N*=10560）

变量	Medical_title	Academic_title	Hospital_level	Physician_gen	Patient_gen	System_gen	Usage_time	Conversion_rate
Medical_title	1.000							
Academic_title	0.583	1.000						
Hospital_level	0.008	0.015	1.000					
Physician_gen	0.029	0.137	−0.047	1.000				
Patient_gen	0.099	0.254	0.064	0.391	1.000			
System_gen	0.138	0.307	0.084	0.281	0.758	1.000		
Usage_time	0.185	0.392	0.056	0.252	0.365	0.292	1.000	
Conversion_rate	−0.014	0.065	−0.045	0.410	0.581	0.431	0.009	1.000

6.4 研究方法与结果

6.4.1 研究方法

为了检验上文提到的研究假设，本章使用 OLS 回归模型检验医生生成信息（*Physician_gen*）、患者生成信息（*Patient_gen*）和系统生成信息（*System_gen*）对医生个人网站转化率（*Conversion_rate*）的影响，以及使用时间

（*Usage_time*）的调节作用，如式（6-2）所示。

$$Conversion\_rate_{i,t} = \frac{\ln\ (Patient\_number_{i,t}+1)}{\ln\ (Visit\_number_{i,t}+1)} \times 100\%$$

$$= \alpha_0 + \alpha_1 Medical\_title_{i,t} + \alpha_2 Academic\_title_{i,t} +$$

$$\alpha_3 Hospital\_level_{i,t} + \alpha_4 Physician\_gen_{i,t} +$$

$$\alpha_5 Patient\_gen_{i,t} + \alpha_6 System\_gen_{i,t} +$$

$$\alpha_6 Physician\_gen_{i,t} \times Patient\_gen_{i,t} +$$

$$\alpha_7 Usage\_time_{i,t} + \alpha_8 Physician\_gen_{i,t} \times Usage\_time_{i,t} +$$

$$\alpha_9 Patient\_gen_{i,t} \times Usage\_time_{i,t} + \varepsilon_{i,t} \tag{6-2}$$

其中，i 代表医生，t 代表时间，$\alpha_1 \sim \alpha_9$ 代表回归系数。

6.4.2　回归结果

本章使用 STATA 15.0 软件的 OLS 回归功能完成上文提到的研究假设验证。Hausman 检验（$\chi^2 = 238.490$，$p < 0.001$）的结果表明，本章首选固定效应模型，固定效应模型有助于控制未观察到的异质性（医生的个体异质性），使这种异质性随着时间的推移保持恒定。因此，表 6-4 分层次报告了固定效应模型的结果。Model 1 只包含控制变量。Model 2 至 Model 4 添加了自变量和交互项。Model 5 是一个完整的模型，包含了所有的自变量和交互项。

Model 2 结果显示，医生生成信息（*Physician_gen*）（$\alpha = 3.009$，$p < 0.001$）、患者生成信息（*Patient_gen*）（$\alpha = 1.694$，$p < 0.001$）和系统生成信息（*System_gen*）（$\alpha = 3.336$，$p < 0.001$）对医生个人网站转化率（*Conversion_rate*）的影响均是正向且显著的。这意味着医生生成信息、患者生成信息和系统生成信息均正向影响医生个人网站的转化率，H_1、H_2 和 H_4 得到支持。

Model 3 结果显示，医生生成信息（*Physician_gen*）和患者生成信息（*Patient_gen*）之间的交互项（$\alpha = -0.904$，$p < 0.001$）对医生个人网站转化率（*Conversion_rate*）的影响是负向且显著的。这表明，医生生成信息和患者生

成信息对医生个人网站转化率的影响存在替代效应而不是互补效应，因此 H_3 未得到支持。

Model 4 结果显示，使用时间（*Usage_time*）对医生生成信息（*Physician_gen*）和医生个人网站转化率（*Conversion_rate*）的调节作用（$\alpha = -0.333$，$p < 0.001$）是负向且显著的，但是对患者生成信息（*Patient_gen*）和医生个人网站转化率（*Conversion_rate*）的调节作用（$\alpha = 0.325$，$p < 0.001$）是正向且显著的。这意味着使用时间负向调节医生生成信息对医生个人网站转化率的影响，如图 6-4 所示。但是使用时间正向调节患者生成信息对医生个人网站转化率的影响，如图 6-5 所示。因此，只有 H_{5b} 得到了支持。

表 6-4　最小二乘回归结果

变量	Model 1	Model 2	Model 3	Model 4	Model 5
常数项	41.206 *** (1.300)	21.759 *** (1.867)	33.068 *** (1.251)	35.119 *** (1.427)	21.156 *** (2.052)
Medical_title	−0.048 *** (0.014)	0.006 (0.014)	0.015 (0.014)	0.010 (0.017)	0.007 (0.016)
Academic_title	0.012 (0.028)	−0.046 (0.026)	−0.050 (0.026)	−0.032 (0.026)	−0.026 (0.026)
Hospital_level	0.023 (0.444)	−0.046 (0.420)	0.025 (0.417)	0.064 (0.419)	0.010 (0.413)
Physician_gen		3.009 *** (0.127)	4.436 *** (0.165)	3.993 *** (0.167)	5.070 *** (0.185)
Patient_gen		1.694 *** (0.131)	2.843 *** (0.145)	0.757 *** (0.196)	1.315 *** (0.202)
System_gen		3.336 *** (0.381)			3.465 *** (0.382)
Physician_gen× Patient_gen			−0.904 *** (0.067)		−0.970 *** (0.071)
Usage_time				−0.346 * (0.160)	−0.429 ** (0.160)

续表

变量	Model 1	Model 2	Model 3	Model 4	Model 5
$Physician\_gen\times$ $Usage\_time$				-0.333^{***} (0.040)	-0.147^{***} (0.041)
$Patient\_gen\times$ $Usage\_time$				0.325^{***} (0.041)	0.382^{***} (0.041)
R^2 （$within$）	0.003	0.110	0.121	0.113	0.139
R^2 （$between$）	0.002	0.331	0.334	0.355	0.344
R^2 （$overall$）	0.001	0.329	0.332	0.353	0.343

注：括号中的数字为标准误差；$^{*}p<0.05$，$^{**}p<0.01$，$^{***}p<0.001$。

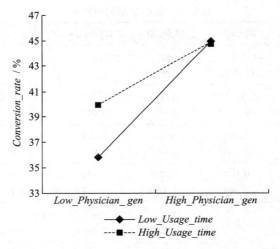

图 6-4 使用时间（*Usage_time*）对医生生成信息（*Physician_gen*）

和医生个人网站转化率（*Conversion_rate*）的调节作用

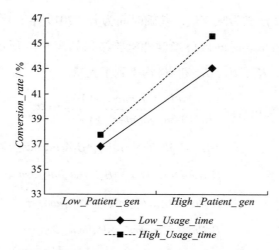

图 6-5　使用时间（*Usage_time*）对患者生成信息（*Patient_gen*）

和医生个人网站转化率（*Conversion_rate*）的调节作用

6.4.3　稳健性检验

为了检验回归结果的稳健性，本章使用了两种方法：一种方法是使用电子礼物数量（*Gift_number*）替代感谢信数量（*Letter_number*）衡量患者生成信息（*Patient_gen*），重新运行最小二乘回归模型；另一种方法是在回归模型中考虑了时间效应。具体的稳健性检验过程如下。

1. 替代变量稳健性检验

除了撰写感谢信外，好大夫在线网站的患者还可以通过购买电子礼物向医生表达感谢。本章使用电子礼物数量（*Gift_number*）替代感谢信数量（*Letter_number*）来衡量患者生成信息（*Patient_gen*），重新运行估计模型，回归结果如表 6-5 所示。与以前的假设检验结果一致，H_1、H_2、H_4 和 H_{5b} 均得到了支持。

2. 时间效应稳健性检验

本章在回归模型中考虑了时间效应，使用双向固定效应模型重新运行估计模型。将时间 t 定义为哑变量，基础时间为 t_1（2019 年 3 月），新的估计模型如式（6-3）所示。时间效应稳健性检验结果如表 6-6 所示。与以前的假设检验结果一致，H_1、H_2、H_4 和 H_{5b} 均得到了支持。

$$Conversion\_rate_{i,t} = \frac{\ln\ (Patient\_number_{i,t}+1)}{\ln\ (Visit\_number_{i,t}+1)} \times 100\%$$

$$=\beta_0+\beta_1 Medical\_title_{i,t}+\beta_2 Academic\_title_{i,t}+$$
$$\beta_3 Hospital\_level_{i,t}+\beta_4 Physician\_gen_{i,t}+$$
$$\beta_5 Patient\_gen_{i,t}+\beta_6 System\_gen_{i,t}+$$
$$\beta_6 Physician\_gen_{i,t}\times Patient\_gen_{i,t}+$$
$$\beta_7 Usage\_time_{i,t}+\beta_8 Physician\_gen_{i,t}\times Usage\_time_{i,t}+$$
$$\beta_9 Patient\_gen_{i,t}\times Usage\_time_{i,t}+$$
$$\beta_{10}t_2+\beta_{11}t_3+\beta_{12}t_4+\beta_{13}t_5+\varepsilon_{i,t} \qquad (6-3)$$

其中，i 代表医生，t 代表时间，$\beta_1 \sim \beta_{13}$ 代表回归系数。

表 6-5　替代变量稳健性检验结果

变量	Model 1	Model 2	Model 3	Model 4	Model 5
常数项	41.206*** (1.300)	19.320*** (1.885)	31.883*** (1.294)	32.785*** (1.455)	16.940*** (2.050)
Medical_title	-0.048*** (0.014)	-0.005 (0.014)	0.008 (0.014)	0.015 (0.017)	0.010 (0.016)
Academic_title	0.012 (0.028)	-0.043 (0.026)	-0.047 (0.026)	-0.041 (0.027)	-0.039 (0.026)
Hospital_level	0.023 (0.444)	-0.063 (0.421)	0.022 (0.420)	0.056 (0.422)	-0.009 (0.417)
Physician_gen		3.042*** (0.128)	4.169*** (0.158)	3.872*** (0.169)	4.392*** (0.176)
Gift_number		1.899*** (0.191)	3.693*** (0.229)	1.520*** (0.228)	2.741*** (0.268)
System_gen		3.826*** (0.378)			3.900*** (0.379)

续表

变量	Model 1	Model 2	Model 3	Model 4	Model 5
Physician_gen× *Gift_number*			−0.878*** (0.072)		−0.841*** (0.080)
Usage_time				0.042 (0.166)	−0.073 (0.166)
Physician_gen× *Usage_time*				−0.309*** (0.041)	−0.096* (0.044)
Gift_number× *Usage_time*				0.200*** (0.045)	0.216*** (0.045)
R^2 (*within*)	0.003	0.103	0.107	0.098	0.121
R^2 (*between*)	0.002	0.371	0.436	0.394	0.424
R^2 (*overall*)	0.001	0.369	0.433	0.391	0.421

注：括号中的数字为标准误差；$^*p<0.05$，$^{***}p<0.001$。

表6-6 时间效应稳健性检验结果

变量	Model 1	Model 2	Model 3	Model 4	Model 5
常数项	40.801*** (1.301)	21.470*** (1.883)	33.180*** (1.255)	158.795*** (9.053)	141.657*** (9.053)
Medical_title	0.006 (0.014)	−0.013 (0.014)	−0.021 (0.038)	−0.044 (0.038)	−0.038 (0.038)
Academic_title	−0.001 (0.029)	−0.041 (0.028)	−0.040 (0.027)	−0.009 (0.027)	−0.005 (0.027)
Hospital_level	0.060 (0.443)	−0.038 (0.420)	0.029 (0.417)	0.074 (0.414)	0.020 (0.409)
Physician_gen		2.986*** (0.128)	4.443*** (0.166)	4.034*** (0.165)	5.081*** (0.183)
Patient_gen		1.637*** (0.135)	2.823*** (0.148)	0.628*** (0.194)	1.168*** (0.201)
System_gen		3.446*** (0.387)			3.446*** (0.378)
Physician_gen× *Patient_gen*			−0.905*** (0.067)		−0.945*** (0.070)

变量	Model 1	Model 2	Model 3	Model 4	Model 5
Usage_time				-25.554^{***}	-24.984^{***}
				(1.831)	(1.805)
Physician_gen× *Usage_time*				-0.345^{***}	-0.164^{***}
				(0.039)	(0.041)
Patient_gen× *Usage_time*				0.335^{***}	0.391^{***}
				(0.041)	(0.041)
t					
t_2	0.121^{**}	0.035	0.015	1.944^{***}	1.894^{***}
	(0.039)	(0.037)	(0.037)	(0.144)	(0.142)
t_3	0.197^{***}	0.057	0.031	4.108^{***}	3.997^{***}
	(0.039)	(0.037)	(0.037)	(0.298)	(0.293)
t_4	0.254^{***}	0.072	0.031	6.386^{***}	6.222^{***}
	(0.039)	(0.038)	(0.037)	(0.462)	(0.456)
t_5	0.307^{**}	-0.011	-0.089	8.299^{***}	8.108^{***}
	(0.117)	(0.112)	(0.111)	(0.612)	(0.604)
R^2 (*within*)	0.009	0.110	0.121	0.132	0.157
R^2 (*between*)	0.003	0.330	0.334	0.001	0.001
R^2 (*overall*)	0.000	0.328	0.332	0.001	0.001

注：括号中的数字为标准误差；** $p<0.01$，*** $p<0.001$。

6.5　研究讨论与结论

本章关注了服务型网站在线医疗社区的转化率，考虑到医生个人网站在患者决策过程中的重要性，本章将在线医疗社区转化率定义为医生个人网站转化率，是指在医生个人网站中消费者所占访问者的比例。本章检验了多源在线健康信息——医生生成信息、患者生成信息和系统生成信息对医生个人网站转化率的影响作用，以及使用时间的调节作用，假设检验结果如表6-7所示。

表 6-7 医生个人网站转化率假设检验结果

序号	假设描述	检验结果
H_1	医生生成信息对医生个人网站转化率有正向影响	支持
H_2	患者生成信息对医生个人网站转化率有正向影响	支持
H_3	医生生成信息与患者生成信息对医生个人网站转化率的影响存在互补关系	不支持
H_4	系统生成信息对医生个人网站转化率有正向影响	支持
H_{5a}	个人网站的使用时间正向调节医生生成信息与转化率之间的关系	不支持
H_{5b}	个人网站的使用时间正向调节患者生成信息与转化率之间的关系	支持

6.5.1 研究发现与讨论

本章主要有以下 4 个研究发现。

（1）通过关注医生个人网站转化率，分析其影响因素，更好地了解了在线医疗社区中患者的决策过程。结果表明，医生生成信息对医生个人网站转化率有正向影响。与之前的研究结果相似，医生发表的文章数量反映了其积极性，影响了患者的咨询选择（Li et al.，2019），从而影响医生得到的社会回报和经济回报（Guo et al.，2017）。

（2）正如消费者或会员的评论和帖子会影响网站转化率（Cezar and Öuüt，2016；Ludwig et al.，2013；Zhou et al.，2013），在线医疗社区的患者生成信息也会对网站转化率产生正向影响。结果表明，医生生成信息和患者生成信息作为反映医生服务过程质量与结果质量两个维度的线索，二者之间不是互补关系，而是一种替代关系。这可能是因为医生生成信息和患者生成信息都包含有关医生服务质量的信息，存在重叠。患者产生的信息越多，意味着选择这位医生的患者越多。一般来说，患者认为一个有更多患者咨询的好医生应该很忙碌，不应该有大量的时间在网上贡献太多。因此，患者可能倾向于认为这些信号是由医生或系统操纵的（Li et al.，2019）。

（3）研究还发现，系统生成信息对医生个人网站转化率有正向影响。这一结果与之前的研究一致，即系统生成的排名订单和推荐会影响在线酒店预订网站的转化率（Cezar and Ögüt，2016）。

（4）尽管医生生成信息和患者生成信息是自医生开通个人网站以来累积的，但医生个人网站的使用时间对两者的调节作用是不同的，扩展了时间维度上在线健康信息的理解。研究结果表明，个人网站使用时间正向调节患者生成信息与医生个人网站转化率之间的关系，负向调节医生生成信息与医生个人网站转化率之间的关系。这也许是因为，一方面，患者生成信息与医生使用个人网站的时间成比例增长，但医生生成信息增长太慢；另一方面，与医生生成信息相比，患者生成信息与医生对在线医疗服务的熟悉程度更相关。

6.5.2 研究意义与局限性

本章的研究结果对在线医疗社区的运营管理和医疗服务提供者具有以下几个方面的现实意义。

（1）对于在线医疗社区管理者来说，分析影响医生个人网站转化率的因素有利于提高整个在线医疗社区的效率。研究结果表明，系统生成信息对医生个人网站转化率有正向影响，在线医疗社区管理者应该提高系统生成信息的准确性和及时性，如推荐热度、诊后服务星数量等。

（2）研究结果表明，医生生成信息会影响医生个人网站转化率，如果医生想提高个人网站转化率，就需要积极努力，注意自己的行为和活动留下的信息，如发表文章的数量、更新个人信息等。

（3）虽然医生生成信息和患者生成信息都对医生个人网站转化率有正向影响，但两者之间存在替代关系，而不是互补关系。换句话说，这两种在线健康信息对医生个人网站转化率的影响作用是独立的。考虑到不同情况下医生的特定目标或者资源限制，医生很难做到兼顾个人网站中医生生成信息和患者生成信息的数量，只能要么重点关注医生生成信息，要么重点关注患者生成信息。

（4）研究结果表明，医生生成信息和患者生成信息对医生个人网站转化率有时间效应，但是两者存在差异，即个人网站使用时间正向调节患者生成信息与医生个人网站转化率之间的关系，负向调节医生生成信息与医生个人网站转化率之间的关系。因此，医生不仅要关注个人网站中医生生成信息和患者生成信息的累积量，还要考虑自身使用网站的时间。

本章存在以下问题需要在未来进一步研究。首先，本章只使用了一个在线医疗社区——好大夫在线网站的数据与一种疾病类型的医生数量检验研究模型和假设，研究发现可能缺乏普遍性。未来研究还需要收集多个在线医疗社区的数据和多种疾病类型的数据检验研究模型的有效性。其次，由于难以区分两种咨询类型的患者，即在线浏览并且咨询的患者和在线浏览但线下咨询的患者，通过患者数量和访问者数量衡量变量可能会丢失一些信息。最后，由于对患者隐私的保护，在给定的在线医疗社区中无法观察到用户身份，因此很难从在线医疗社区中获取患者层面的数据。本章无法实证检验不同患者如何根据在线医疗社区的信息做出选择。

6.6 本章小结

本章给出了在线医疗社区转化率的定义，即在线医疗社区医生的患者所占个人网站访问者的比例，也就是医生个人网站转化率。本章假设多源在线健康信息——医生生成信息、患者生成信息和系统生成信息影响医生个人网站转化率，并且医生个人网站的使用时间调节医生生成信息和患者生成信息与医生个人网站转化率之间的关系。通过使用 5 个时期的短面板数据进行实证，表明医生生成信息、患者生成信息和系统生成信息对医生个人网站转化率有正向影响。医生生成信息与患者生成信息对医生个人网站转化率的影响存在替代关系，而不是互补关系。此外，医生个人网站使用时间正向调节患者生成信息与医生个人网站转化率之间的关系，负向调节医生生成信息与医生个人网站转化率之间的关系。研究结果有助于网站转化率和多源信息的研究，并对在线医疗社区的管理实践具有启示意义。

7 结 论

　　在线医疗社区的出现改变了传统的医疗服务模式，在提高医疗资源配置效率、降低医疗服务成本、建立良好的医患关系等方面发挥着重要作用。由于医疗服务和在线虚拟环境的特殊性，提高社区的用户转化率和服务利用率成为在线医疗社区发展的关键。本书以在线医疗社区患者决策过程为研究对象，基于双重加工理论、信息采纳模型、期望-失验理论和服务质量理论，分别以用户和问题为中心，研究在线医疗社区患者信息采纳行为、服务采纳行为和评论撰写行为，以及在线医疗社区转化率和影响因素。本书所需的实证数据均来源于对在线医疗社区中用户行为数据的持续追踪，采用计量经济学模型——逻辑回归模型、负二项回归模型、OLS 回归模型和 ZINB 回归模型等对上述研究问题进行实证研究。本书的主要研究结果如下。

　　（1）本书基于信息特征、信息提供者特征和用户特征 3 个方面提出了一个扩展的信息采纳模型，分析了论证质量（医生的态度确定性）、来源可靠性（医生的线上资历和线下资历）和个人动机（患者的疾病严重性），以及它们之间的交互作用对在线医疗社区患者健康信息采纳的影响。通过收集快速问医生网站中 4231 条在线问答记录，采用文本挖掘和情感分析方法测量变量，并运用逻辑回归模型检验研究假设。结果发现，态度确定性正向影响患者健康信息采纳行为；医生的线上资历负向调节态度确定性和信息采纳之间的关系，但是线下资历正向调节这一关系；医生的态度确定性、线上资历和疾病严重性对患者健康信息采纳的影响存在负向的三项交互作用。研究结果可以为在线健康信息筛选和排序提供参考。

（2）本书在时间维度上将在线医疗社区患者服务采纳细分为初始采纳服务和后采纳服务。基于详尽可能性模型和服务质量理论，本书在一个研究模型中分析并对比了两个阶段服务采纳的影响因素。研究通过收集好大夫在线网站中 2023 位医生数据和在线交互内容，采用文本挖掘和情感分析方法测量变量，并运用负二项回归模型检验研究假设。结果发现，医生医疗服务的交互质量和电子口碑与患者采纳服务密切相关，并且电子口碑是两个阶段服务采纳的关键决定因素；中心线索交互质量在初始采纳阶段的影响更大，而外围线索电子口碑在后采纳阶段的影响更大。研究结果提供了一个关于患者健康状况的决策过程的框架，可以为社区患者及患者行为的差异化管理提供参考。

（3）本书从为什么撰写和如何撰写在线文本评论的角度，分析了在线医疗社区患者评论撰写行为及其影响因素，在一个研究模型中分析服务质量感知（结果质量感知和过程质量感知）和服务质量失验（结果质量失验和过程质量失验）的作用。通过收集好大夫在线网站中 1500 名医生的 11340 份患者评论数据，采用文本挖掘和情感分析方法测量变量，并运用 OLS 回归模型和 ZINB 回归模型检验研究假设。结果发现，服务质量感知和服务质量失验对患者评论中积极情绪强度有正向影响，并且受到患者个体特征——疾病严重性的调节作用；服务质量感知和服务质量失验与患者评论努力度之间存在非对称的"U"形关系。研究结果可以为在线医疗社区和服务提供者管理在线反馈系统及在线声誉系统提供参考。

（4）本书根据服务型网站转化率的定义，将在线医疗社区转化率定义为在线医疗社区医生的患者所占个人网站访问者的比例，也就是医生个人网站转化率。按照信息来源，将在线医疗社区的在线健康信息分为医生生成信息、患者生成信息和系统生成信息。通过收集好大夫在线网站中 2112 名医生 5 个时期的短面板数据，利用 OLS 回归模型检验研究假设。结果发现，医生生成信息、患者生成信息和系统生成信息对医生个人网站转化率有正向影响；医生生成信息与患者生成信息在影响医生个人网站转化率方面存在替代关系，而不是互补关系；医生个人网站使用时间正向调节患者生成信息与医生个人网站转化率之间的关系，但是负向调节医生生成信息与医生个人网站转化率之间的关系。研究结果可以为在线医疗社区和服务提供者提高网站利用效率提供参考。

本书对在线医疗社区的患者在线决策过程进行了系统、积极的探索，虽然在理论和应用上取得了一定成果，但在数据收集和变量测量等方面仍存在一些问题，使研究存在一定的局限性，需要进一步深入研究。本书有待于进一步研究的问题和方向包括以下两个方面。

第一，本书所使用的数据全部来源于 Python 自动爬虫程序对在线医疗社区中用户行为的持续跟踪。由于只能获取用户表现出来的行为数据，而无法观察用户开展相关行为的心理动机，本书使用的数据只能在一定程度上反映用户的行为意愿，而难以反映用户心理动机的全貌。未来的研究可以结合在线医疗社区中用户行为的客观数据和用户心理动机的调查数据对用户行为进行更加全面的研究。

第二，由于研究数据和环境的局限性，本书均使用了单个在线医疗社区的用户行为数据进行分析，如患者健康信息采纳行为的研究使用快速问医生网站数据，患者服务采纳行为、在线评论行为和医生个人网站转化率的研究使用好大夫在线网站数据。虽然这两个在线医疗社区极具代表性，但是研究结果只适用于单个社区，缺乏普遍适用性。未来的研究可以使用多个在线医疗社区的用户行为数据控制社区异质性的影响。同时，未来的研究也需要探索在线医疗社区特征对用户行为的影响。

参考文献

［1］刘笑笑. 在线医疗社区中的医患参与及其影响研究 ［D］. 哈尔滨:
哈尔滨工业大学, 2019.

［2］VAN DE BELT T H, ENGELEN L J L P G, BERBEN S A A. Definition
of health 2.0 and medicine 2.0: a systematic review ［J］. Journal of medical
internet research, 2010, 12 (2): 18.

［3］RANDEREE E. Exploring technology impacts of healthcare 2.0 initiatives
［J］. Telemedicine and e-Health, 2009, 15 (3): 255-260.

［4］LIU X, GUO X, WU H, et al. The impact of individual and
organizational reputation on physicians' appointments online ［J］. International
journal of electronic commerce, 2016, 20 (4): 551-577.

［5］CHEN L, RAI A, GUO X. Physicians' online popularity and price premi-
ums for online health consultations: a combined signaling theory and online feedback
mechanisms explanation ［J］. International conference on information systems: ex-
ploring the information frontier, 2015 (12).

［6］LU X, ZHANG R, ZHU X. An empirical study on patients' acceptance of
physician-patient interaction in online health communities ［J］. International
journal of environmental research and public health, 2019, 16 (24): 5084.

［7］WU H, LU N. Online written consultation, telephone consultation and off-
line appointment: an examination of the channel effect in online health communities

[J]. International journal of medical informatics，2017，107：107-119.

［8］ DULLECK U，KERSCHBAMER R. On doctors，mechanics，and computer specialists：the economics of credence goods ［J］. Journal of economic literature，2006，44（1）：5-42.

［9］马骋宇. 在线医疗社区服务利用及转化研究：以好大夫在线为例［J］. 中国卫生政策研究，2016，9（11）：70-73.

［10］CEZAR A，ÖUÜT H. Analyzing conversion rates in online hotel booking：the role of customer reviews，recommendations and rank order in search listings ［J］. International journal of contemporary hospitality management，2016，28（2）：286-304.

［11］PERDIKAKI O，KESAVAN S，SWAMINATHAN J M. Effect of traffic on sales and conversion rates of retail stores ［J］. Manufacturing and service operations management，2012，14（1）：145-162.

［12］CHEN Q，YAN X，ZHANG T. Converting visitors of physicians' personal websites to customers in online health communities：longitudinal study ［J］. Journal of medical internet research，2020，22（8）：20623.

［13］JACKSON S. About web site conversion rate ［EB/OL］. http：// content. websitegear. com/article/conversion_rate. htm.

［14］AKTER S，D'AMBER J，RAY P. Development and validation of an instrument to measure user perceived service quality of mHealth ［J］. Information and management，2013，50（4）：181-195.

［15］ALSAGHIER H M，AHAMAD S S. A secure robust and privacy enhanced mobile healthcare framework ［J］. International journal of web services research，2018，15（3）：61-81.

［16］AHADZADEH A S，SHARIF S P，ONG F S. Online health information seeking among women：the moderating role of health consciousness ［J］. Online information review，2018，42（1）：58-72.

［17］宋晓龙. 在线健康社区的病患用户社交关系及竞争行为研究［D］. 哈尔滨：哈尔滨工业大学，2015.

［18］孙悦. 在线医疗社区用户知识贡献行为与知识贡献度评价研究［D］. 长春：吉林大学，2018.

［19］吕英杰. 网络健康社区中的文本挖掘方法研究［D］. 上海：上海交通大学，2013.

［20］刘笑笑. 在线医生信誉和医生努力对咨询量的影响研究［M］. 哈尔滨：哈尔滨工业大学，2014.

［21］NICOSIA F M. Consumer decision processes：marketing and advertising implications［M］. NJ：Prentice Hall，1966.

［22］LOUDON D L，DELLA BITTA A J. Consumer behavior：concepts and applications［M］. New York：McGraw-Hill Companies，1984.

［23］SOLOMON M R. Consumer behaviour：a European perspective［M］. London：Pearson Education，2010.

［24］SOLOMON M R. Consumer behavior：buying，having，and being［M］. Upper Saddle River. NJ：Pearson Education，Inc./Prentice Hall，2009.

［25］HAWKINS D I，MOTHERSBAUGH D L. Consumer behavior：building marketing strategy［M］. Boston：McGraw-Hill Irwin，2010.

［26］KOTLER P，FRANKE G. Marketing：an introduction［M］. NJ：Prentice-Hall，1990.

［27］WEN C，FANG J. The role of e-quality within the consumer decision making process［J］. International journal of operations and production management，2014，34（12）：1506-1536.

［28］LIU Z，（CHRIS）ZHAO Y，CHEN S，et al. Exploring askers' switching from free to paid social Q&A services：a perspective on the push-pull-mooring framework［J］. Information processing and management，2021，58（1）：102396.

[29] YANG H, DU H S, SHANG W. Understanding the influence of professional status and service feedback on patients' doctor choice in online healthcare markets [J]. Internet research, 2020, 31 (4): 1236-1261.

[30] MURRAY K B. A test of services marketing theory: consumer information acquisition activities [J]. Journal of marketing, 1991, 55 (1): 10.

[31] AKALAMKAM K, MITRA J K. Consumer pre-purchase search in online shopping: role of offline and online information sources [J]. Business perspectives and research, 2018, 6 (1): 42-60.

[32] DUTTA C B, DAS D K. What drives consumers' online information search behavior? Evidence from England [J]. Journal of retailing and consumer Services, 2017, 35: 36-45.

[33] LALLEMENT J, DEJEAN S, EUZEBY F, et al. The interaction between reputation and information search: evidence of information avoidance and confirmation bias [J]. Journal of retailing and consumer services, 2020, 53: 101787.

[34] MAITY M, DASS M, KUMAR P. The impact of media richness on consumer information search and choice [J]. Journal of business research, 2018, 87: 36-45.

[35] CHUNG N, HAN H, KOO C. Adoption of travel information in user-generated content on social media: the moderating effect of social presence [J]. Behaviour and information technology, 2015, 34 (9): 902-919.

[36] HUSSAIN S, AHMED W, JAFAR R M S, et al. eWOM source credibility, perceived risk and food product customer's information adoption [J]. Computers in human behavior, 2017, 66: 96-102.

[37] TSENG S Y, WANG C N. Perceived risk influence on dual-route information adoption processes on travel websites [J]. Journal of business research, 2016, 69 (6): 2289-2296.

［38］SWAR B, HAMEED T, REYCHAV I. Information overload, psycholog-ical illbeing, and behavioral intention to continue online healthcare information search ［J］. Computers in human behavior, 2017, 70: 416-425.

［39］XIAO N, SHARMAN R, RAO H R, et al. Factors influencing online health information search: an empirical analysis of a national cancer-related survey ［J］. Decision support systems, 2014, 57 (1): 417-427.

［40］张敏，聂瑞，罗梅芬. 健康素养对用户健康信息在线搜索行为的影响分析 ［J］. 图书情报工作, 2016, 60 (7): 103-109.

［41］张悦，张云秋. 基于认知风格的网络健康信息搜索行为研究 ［J］. 情报理论与实践, 2017, 40 (7): 103-107.

［42］FAN H, LEDERMAN R. Online health communities: how do community members build the trust required to adopt information and form close relationships? ［J］. European journal of information systems, 2018, 27 (1): 62-89.

［43］ZHANG Y, LI X, FAN W. User adoption of physician's replies in an on-line health community: an empirical study ［J］. Journal of the association for infor-mation science and technology, 2020, 71 (10): 1179-1191.

［44］JIN X L, YIN M, ZHOU Z, et al. The differential effects of trusting be-liefs on social media users' willingness to adopt and share health knowledge ［J］. In-formation processing & management, 2021, 58 (1): 102413.

［45］ZHOU T. Understanding online health community users' information adop-tion intention: an elaboration likelihood model perspective ［J］. Online information review, 2021, 46 (1): 134-146.

［46］张敏，刘雪瑞，张艳. 在线健康社区用户诊疗信息求助行为：外部因素、个体动机与形成路径 ［J］. 现代情报, 2018 (11): 18-24.

［47］张敏，车雨霏，张艳. 双渠道视角下在线健康社区用户诊疗信息求助行为的形成路径分析 ［J］. 情报科学, 2019 (2): 25-32.

［48］WATTA S A, ZHANG W. Capitalizing on content: information adoption in two online communities [J]. Journal of the association for information systems, 2008, 9 (2): 73-94.

[49] BAE B J, YI Y J. What answers do questioners want on social Q&A? User preferences of answers about STDs [J]. Internet research, 2017, 27 (5): 1104-1121.

[50] YI Y J. Sexual health information-seeking behavior on a social media site: predictors of best answer selection [J]. Online information review, 2018, 42 (6): 880-897.

[51] JIN J, YAN X, LI Y, et al. How users adopt healthcare information: an empirical study of an online Q&A community [J]. International journal of medical informatics, 2016, 86 (2): 91-103.

[52] PENG C H, YIN D, ZHANG H. More than words in medical question-and-answer sites: a content-context congruence perspective [J]. Information systems research, 2020, 31 (3): 913-928.

[53] ZHANG X, GUO F, XU T, et al. What motivates physicians to share free health information on online health platforms? [J]. Information processing and management, 2020, 57 (2): 102166.

[54] 王墨涵. 开放式在线评论对消费者购买决策的影响研究 [M]. 哈尔滨: 哈尔滨工业大学, 2015.

[55] MOON J, CHADEE D, TIKOO S. Culture, product type, and price influences on consumer purchase intention to buy personalized products online [J]. Journal of business research, 2008, 61 (1): 31-39.

[56] CHEN A, LU Y, WANG B. Customers' purchase decision-making process in social commerce: a social learning perspective [J]. International journal of information management, 2017, 37 (6): 627-638.

[57] ERDIL T S. Effects of customer brand perceptions on store image and purchase intention: an application in apparel clothing [J]. Procedia-social and behav-

ioral sciences, 2015, 207: 196-205.

[58] LIN X, FEATHERMAN M, BROOKS S L, et al. Exploring gender differences in online consumer purchase decision making: an online product presentation perspective [J]. Information systems frontiers, 2019, 21 (5): 1187-1201.

[59] GUPTA P, HARRIS J. How e-WOM recommendations influence product consideration and quality of choice: a motivation to process information perspective [J]. Journal of business research, 2010, 63 (9-10): 1041-1049.

[60] KIM Y, KRISHNAN R. On product - level uncertainty and online purchase behavior: an empirical analysis [J]. Management science, 2015, 61 (10): 2449-2467.

[61] CHIU Y L, CHEN K H, WANG J N, et al. The impact of online movie word-of-mouth on consumer choice: a comparison of American and Chinese consumers [J]. International marketing review, 2019, 36 (6): 996-1025.

[62] XU W, JIN X T. How social exclusion and temporal distance influence product choices: the role of coping strategies [R]. Asia pacific journal of marketing and logistics, 2020.

[63] YANG H, GUO X, WU T, et al. Exploring the effects of patient-generated and system-generated information on patients' online search, evaluation and decision [J]. Electronic commerce research and applications, 2015, 14 (3): 192-203.

[64] LU N, WU H. Exploring the impact of word-of-mouth about physicians' service quality on patient choice based on online health communities [J]. BMC medical informatics and decision making, 2016, 16 (1): 1-10.

[65] CAO X, LIU Y, ZHU Z, et al. Online selection of a physician by patients: empirical study from elaboration likelihood perspective [J]. Computers in human behavior, 2017, 73: 403-412.

[66] LI S, LEE-WON R J, MCKNIGHT J. Effects of online physician reviews and physician gender on perceptions of physician skills and primary care physician （PCP） pelection [J]. Health communication, 2019, 34 （11）: 1250-1258.

[67] LI Y, MA X, SONG J. Exploring the effects of online rating and the ac-tiveness of physicians on the number of patients in an online health community [J]. Telemedicine and e-health, 2019, 25 （11）: 1090-1098.

[68] 陆泉, 李易时, 陈静, 等. 在线医疗社区患者择医行为影响因素研究 [J]. 图书情报工作, 2019, 63 （8）: 87-95.

[69] CHEN Q, JIN J, ZHANG T, et al. The effects of log-in behaviors and web reviews on patient consultation in online health communities: longitudinal study [J]. Journal of medical internet research, 2021, 23 （6）: 25367.

[70] CHEN S, GUO X, WU T, et al. Exploring the influence of doctor-patient social ties and knowledge ties on patient selection [R]. Internet research, 2021.

[71] SINGH S, JANG S. Search, purchase, and satisfaction in a multiple-channel environment: How have mobile devices changed consumer behaviors? [J]. Journal of retailing and consumer services, 2020: 102200.

[72] SINGH S, SWAIT J. Channels for search and purchase: does mobile Inter-net matter? [J]. Journal of retailing and consumer services, 2017, 39: 123-134.

[73] WU B, DENG X, CUI X. Cash on delivery or online payment: mobile channel, order size and payment methods [J]. Journal of contemporary marketing science, 2020, 3 （2）: 225-242.

[74] 杨水清, 鲁耀斌, 曹玉枝. 基于跨渠道的消费者移动支付采纳研究 [J]. 科研管理, 2011, 32 （10）: 79-88.

[75] MCLEAN G, OSEI-FRIMPONG K, AI-NABHANI K, et al. Examining consumer attitudes towards retailers' m-commerce mobile applications-

an initial adoption vs. continuous use perspective ［J］. Journal of business research, 2020, 106 （C）: 139-157.

［76］ WALUYA A I, IQBAL M A, INDRADEWA R. How product quality, brand image, and customer satisfaction affect the purchase decisions of indonesian automotive customers ［J］. International journal of services, economics and management, 2019, 10 （2）: 177-193.

［77］ ZHOU T. The effect of initial trust on user adoption of mobile payment ［J］. Information development, 2011, 27 （4）: 290-300.

［78］ LI H, LIU Y. Understanding post-adoption behaviors of e-service users in the context of online travel services ［J］. Information and management, 2014, 51 （8）: 1043-1052.

［79］ OLIVEORA T, BARBEITOS I, CALADO A. The role of intrinsic and extrinsic motivations in sharing economy post-adoption ［R］. Information technology and people, 2021.

［80］ OSATUYI B, QIN H. How vital is the role of affect on post-adoption behaviors? An examination of social commerce users ［J］. International journal of information management, 2018, 40: 175-185.

［81］ YANG S, LU Y, GUPTA S, et al. Mobile payment services adoption across time: an empirical study of the effects of behavioral beliefs, social influences, and personal traits ［J］. Computers in human behavior, 2012, 28 （1）: 129-142.

［82］ LI Y, SONG Y, ZHAO W, et al. Exploring the role of online health community information in patients' decisions to switch from online to offline medical services ［J］. International journal of medical informatics, 2019, 130: 103951.

［83］ LIU F, LI Y, JU X. Exploring patients' consultation behaviors in the online health community: the role of disease risk ［J］. Telemedicine and e-health, 2019, 25 （3）: 213-220.

［84］XING W, HSU P Y, CHANG Y W, et al. How does online doctor-patient interaction affect online consultation and offline medical treatment?［J］. Industrial management and data systems, 2020, 120（1）: 196-214.

［85］YANG H, GUO X, WU T. Exploring the influence of the online physician service delivery process on patient satisfaction［J］. Decision support systems, 2015, 78: 113-121.

［86］CHEN S, GUO X, WU T, et al. Exploring the online doctor-patient interaction on patient satisfaction based on text mining and empirical analysis［J］. Information processing and management, 2020, 57（5）: 102253.

［87］LIU S, ZHANG M, GAO B, et al. Physician voice characteristics and patient satisfaction in online health consultation［J］. Information and management, 2020, 57（5）: 103233.

［88］YANG Y, ZHANG X, LEE P K C. Improving the effectiveness of online healthcare platforms: an empirical study with multi-period patient-doctor consultation data［J］. International journal of production economics, 2019, 207: 70-80.

［89］LI C R, ZHANG E, HAN J T. Adoption of online follow-up service by patients: an empirical study based on the elaboration likelihood model［J］. Computers in human behavior, 2021, 114: 106581.

［90］TONG Y, WANG X, TAN C H, et al. An empirical study of information contribution to online feedback systems: a motivation perspective［J］. Information and management, 2013, 50（7）: 562-570.

［91］王斌, 钟帅, 聂元昆. 消费者在线评论行为的影响因素研究［J］. 中国市场, 2015, 000（12）: 84-88.

［92］TREHAN S K, DALUOSKI A. Online patient ratings: why they matter and what they mean［J］. Journal of hand surgery, 2016, 41（2）: 316-319.

［93］章政, 郑天涯. 消费者自愿在线反馈行为的效用分析: 基于马斯洛

人类动机理论的考察［J］. 经济理论与经济管理，2019（10）：85-100.

［94］LI H, ZHANG Z, MENG F, et al. "When you write review" matters ［J］. International journal of contemporary hospitality management，2019，31（3）：1273-1291.

［95］HE D, YAO Z, ZHAO F, et al. How do weather factors drive online reviews? The mediating role of online reviewers' affect ［J］. Industrial management and data systems，2020，120（11）：2133-2149.

［96］GEETHA M, SINGHA P, SINHA S. Relationship between customer sentiment and online customer ratings for hotels-an empirical analysis ［J］. Tourism management，2017，61：43-54.

［97］LI H, MENG F, PAN B. How does review disconfirmation influence customer online review behavior? A mixed-method investigation ［J］. International journal of contemporary hospitality management，2020，32（11）：3685-3703.

［98］ZHANG X, YU Y, LI H, et al. Sentimental interplay between structured and unstructured user-generated contents ［J］. Online information review，2016，40（1）：119-145.

［99］XU X, LI Y. The antecedents of customer satisfaction and dissatisfaction toward various types of hotels: a text mining approach ［J］. International journal of hospitality management，2016，55：57-69.

［100］BAEK J, CHOE Y, OK C M. Determinants of hotel guests' service experiences: an examination of differences between lifestyle and traditional hotels ［J］. Journal of hospitality marketing and management，2020，29（1）：88-105.

［101］XU Y, LI H, LAW R, et al. Can receiving managerial responses induce more user reviewing effort? A mixed method investigation in hotel industry ［J］. Tourism management，2020，77：103982.

［102］ZHAO Y, XU X, WANG M. Predicting overall customer satisfaction: big data evidence from hotel online textual reviews ［J］. International journal of hospitality management, 2019, 76: 111-121.

[103] WU H, LU N. How your colleagues' reputation impact your patients' odds of posting experiences: evidence from an online health community [J]. Electronic commerce research and applications, 2016, 16 (1): 7-17.

[104] 曾奕侨, 吴红, 卢乃吉. 患者在线评论行为影响因素的实证研究: 以挂号网为例 [J]. 智慧健康, 2017 (22): 12-17.

[105] 王浩, 刘汕, 高宝俊. 医生开通个人网站对患者评论量的影响研究 [J]. 管理学报, 2018, 15 (6): 901.

[106] LIU S, WANG H, GAO B, et al. Doctors' provision of online health consultation service and patient review valence: evidence from a quasi-experiment [J]. Information and management, 2020: 103360.

[107] GUO S, GUO X, FANG Y, et al. How doctors gain social and economic returns in online health-care communities: a professional capital perspective [J]. Journal of management information systems, 2017, 34 (2): 487-519.

[108] HAN X, QU J, ZHANG T. Exploring the impact of review valence, disease risk, and trust on patient choice based on online physician reviews [J]. Telematics and informatics, 2019, 45: 101276.

[109] 陶冶, 牛西. 电子商务网站转化率影响因素及对策分析: 以淘宝网为例 [J]. 科技广场, 2016 (3): 136-139.

[110] LUDWIG S, DE RUYTER K, FRIEDMAN M, et al. More than words: the influence of affective content and linguistic style matches in online reviews on conversion rates [J]. Journal of marketing, 2013, 77 (1): 87-103.

[111] MCDOWELL W C, WILSON R C, KILE C O. An examination of retail website design and conversion rate [J]. Journal of business research, 2016, 69 (11): 4837-4842.

[112] GUDIGANTALA N, BICEN P, EOM M (Tae in). An examination of antecedents of conversion rates of e-commerce retailers [J]. Management research

review, 2016, 39 (1): 82-114.

[113] ZHOU Z, WU J P, ZHANG Q, et al. Transforming visitors into members in online brand communities: evidence from China [J]. Journal of business research, 2013, 66 (12): 2438-2443.

[114] LEPKOWSKA - WHITE E. Online store perceptions: how to turn browsers into buyers? [J]. Journal of marketing theory and practice, 2004, 12 (3): 36-47.

[115] AYANSO A, YOOGALINGAM R. Profiling retail web site functionalities and conversion rates: a cluster analysis [J]. International journal of electronic commerce, 2009, 14 (1): 79-114.

[116] DI FATTA D, PATTON D, VIGLIA G. The determinants of conversion rates in SME e-commerce websites [J]. Journal of retailing and consumer services, 2018, 41: 161-168.

[117] GENG P, JIE C, YING L, et al. An empirical research on the determinants of sales and conversion rate of online auction [C] //2008 International Conference on Wireless Communications, Networking and Mobile Computing, WiCOM 2008. IEEE, 2008: 1-4.

[118] JAMES W. The principles of psychology: volume 1 of 2 [Z]. Digireads com Publishing, 2004.

[119] EAGLY A H, CHAIKEN S. The psychology of attitudes [M]. New York: Harcourt brace Jovanovich college publishers, 1993.

[120] MOSCOWITZ G B, SKURNIK I, GALINSKY A D. The history of dual-process notions, and the future of preconscious control BT-Dual-process theories in social psychology [J]. Dual-process theories in social psychology, 1999: 12-36.

[121] PETTY R E, CACIOPPO J T. The elaboration likelihood model of persuasion [M] //Advances in Experimental Social Psychology: 19. Springer, 1986:

123-205.

［122］CHAIKEN S. Dual-process theories in social psychology ［M］. New York：Guilford Press，1999.

［123］金家华. 社会化问答社区中用户知识行为的影响因素研究 ［M］. 哈尔滨：哈尔滨工业大学，2015.

［124］SUSSMAN S W，SIEGAL W S. Informational influence in organizations：an integrated approach to knowledge adoption ［J］. Information systems research，2003，14（1）：47-65.

［125］RATNESHWAR S，CHAIKEN S. Comprehension's role in persuasion：the case of its moderating effect on the persuasive impact of source cues ［J］. Journal of consumer research，1991，18（1）：52.

［126］STAMM K，DUBE R. The relationship of attitudinal components to trust in media ［J］. Communication research，1994，21（1）：105-123.

［127］OLIVER R L. Effect of expectation and disconfirmation on postexposure product evaluations：an alternative interpretation ［J］. Journal of applied psychology，1976，62（4）：480-486.

［128］OLIVER R L，DESARBO W S. Response determinants in satisfaction judgments ［J］. Journal of consumer research，1988，14（4）：495.

［129］POISTER T H，THOMAS J C. The effect of expectations and expectancy confirmation/disconfirmation on motorists' satisfaction with state highways ［J］. Journal of public administration research and theory，2011，21（4）：601-617.

［130］CHURCHILL JR G A，SURPRENANT C. An investigation into the determinants of customer satisfaction ［J］. Journal of marketing research，1982，19（4）：491-504.

［131］ZEHRER A，CROTTS J C，MAGNINI V P. The perceived usefulness of blog postings：an extension of the expectancy-disconfirmation paradigm ［J］.

Tourism management, 2011, 32 (1): 106-113.

[132] LIN C, WEI Y H, LEKHAEIPAT W. Time effect of disconfirmation on online shopping [J]. Behaviour and information technology, 2018, 37 (1): 87-101.

[133] NAM K, BAKER J, AHMAD N, et al. Determinants of writing positive and negative electronic word-of-mouth: empirical evidence for two types of expectation confirmation [J]. Decision support systems, 2020, 129: 113168.

[134] PARASURAMAN, AZEITHAML V A, BERRY L L. A conceptual model of service quality and its implications for future research [J]. Journal of marketing, 1985, 49 (4): 41.

[135] PARASURAMAN A, ZEITHAML V A, BERRY L L. SERVQUAL: a multiple-item scale for measuring consumer perceptions of service quality [J]. Journal of retailing, 1988, 64 (1): 12-40.

[136] GRÖNROOS C. A service quality model and its marketing implications [J]. European journal of marketing, 1984, 18 (4): 36-44.

[137] DELONE W H, MCLEAN E R. Information systems success: the quest for the dependent variable [J]. Information systems research, 1992, 3 (1): 60-95.

[138] WILLIAM H D, EPHRAIM R M. The deLone and mcLean model of information systems success: a ten-year update [J]. Journal of management information systems, 2003, 19 (4): 9-30.

[139] TAN S S L, GOONAWARDENE N. Internet health information seeking and the patient-physician relationship: a systematic review [J]. Journal of medical internet research, 2017, 19 (1): 9.

[140] LI J, XU X, NGAI E W T. Does certainty tone matter? Effects of review certainty, reviewer characteristics, and organizational niche width on review usefulness [J]. Information and management, 2021, 58 (8): 103549.

［141］GROSS S R, HOLTZ R, MILLER N. Attitude certainty ［J］. Attitude strength antecedents and consequences, 1995, 4: 215-245.

［142］PEZZUTI T, LEONHARDT J M, WARREN C. Certainty in language increases consumer engagement on social media ［J］. Journal of interactive marketing, 2021, 53: 32-46.

［143］BHATTACHERJEE A, SANFORD C. Influence processes for information technology acceptance: an elaboration likelihood model ［J］. MIS quarterly: management information systems, 2006, 30 (4): 805-825.

［144］GORDON M E, JOHNSON W A. Seniority: a review of its legal and scientific standing ［J］. Personnel psychology, 1982, 35 (2): 255-280.

［145］ZHANG X, GUO X, LAI K H, et al. How does online interactional unfairness matter for patient-doctor relationship quality in online health consultation? The contingencies of professional seniority and disease severity ［J］. European journal of information systems, 2019, 28 (3): 336-354.

［146］LIU N, TONG Y, CHAN H C. Information seeking in online healthcare communities: the dual influence from social self and personal self ［J］. IEEE transactions on engineering management, 2017, 64 (4): 529-538.

［147］RUO B, RUMSEFLD J S, HLATKY M A, et al. Depressive symptoms and health-related quality of life: the heart and soul study ［J］. Journal of the american medical association, 2003, 290 (2): 215-221.

［148］CHEN Q, JIN J, YAN X. Understanding online review behaviors of patients in online health communities: an expectation – disconfirmation perspective ［Z］. Information technology and people, 2021.

［149］GORDON J. Medical humanities: to cure sometimes, to relieve often, to comfort always ［J］. Medical journal of australia, 2005, 182 (1): 5-8.

［150］ADINNS M, BRASHERS D E. The power of language in computer-mediated groups ［J］. Management communication quarterly, 1995, 8 (3):

289-322.

[151] HAN S H, LIND C J. Putting powerfulness in its place: a study on discursive style in public discussion and its impact [J]. Argumentation and advocacy, 2017, 53 (3): 216-233.

[152] HART R P, CHILDERS J P. Verbal certainty in American politics: an overview and extension [J]. Presidential studies quarterly, 2004, 34 (3): 516-535.

[153] BENNETT P D, HARRELL G D. The role of confidence in understanding and predicting buyers' attitudes and purchase intentions [J]. Journal of consumer research, 1975, 2 (2): 110.

[154] TUU H H, OLSEN S O, LINH P T T. The moderator effects of perceived risk, objective knowledge and certainty in the satisfaction-loyalty relationship [J]. Journal of consumer marketing, 2011, 28 (5): 363-375.

[155] VAN DERSEN A J A M, VAN DIJK J A G M, PETERS O. Rethinking Internet skills: the contribution of gender, age, education, Internet experience, and hours online to medium-and content-related Internet skills [J]. Poetics, 2011, 39 (2): 125-144.

[156] VAN DERSEN A J A M, VAN DIJK J A G M. Toward a multifaceted model of Internet access for understanding digital divides: an empirical investigation [J]. Information society, 2015, 31 (5): 379-391.

[157] PETTY R E, HARINS S G, WILLIAMS K D. The effects of group diffusion of cognitive effort on attitudes: an information-processing view [J]. Journal of personality and social psychology, 1980, 38 (1): 81-92.

[158] DUHN T L, INZLICHT M, RISKO E F. Anticipating cognitive effort: roles of perceived error-likelihood and time demands [J]. Psychological research, 2019, 83 (5): 1033-1056.

[159] GARBARINO E C, EDELL J A. Cognitive effort, affect, and choice

［J］. Journal of consumer research，1997，24（2）：147-158.

［160］LERNER J S，TIEDENS L Z. Portrait of the angry decision maker：how appraisal tendencies shape anger's influence on cognition［J］. Journal of behavioral decision making，2006，19（2）：115-137.

［161］TORMALA Z L，PETTY R E. Source credibility and attitude certainty：a metacognitive analysis of resistance to persuasion［J］. Journal of consumer psychology，2004，14（4）：427-442.

［162］DENG L，SUN W，XU D P，et al. Impact of anonymity on consumers' online reviews［J］. Psychology and marketing，2021，38（12）：2259-2270.

［163］ZHONG X，GUO S，SHAN H，et al. Feature-based transfer learning based on distribution similarity［J］. IEEE access，2018，6：35551-35557.

［164］HAMILTION L. Statistics with Stata：version 12，eight edition［M］. Belmont：Cengage learning，2013.

［165］World Health Organization. The ICD-10 classification of mental and behavioural disorders：clinical descriptions and diagnostic guidelines［R］. World Health Organization，1992.

［166］LIU J，ZHOU Y，JIANG X，et al. Consumers' satisfaction factors mining and sentiment analysis of B2C online pharmacy reviews［J］. BMC medical informatics and decision making，2020，20（1）：1-13.

［167］NAN X. The influence of source credibility on attitude certainty：exploring the moderating effects of timing of source identification and individual need for cognition［J］. Psychology and marketing，2009，26（4）：321-332.

［168］JOHNSTION A C，WORRELL J L，DI GANGI P M，et al. Online health communities：an assessment of the influence of participation on patient empowerment outcomes［J］. Information technology & people，2013，26（2）：213-235.

［169］LU Y，YANG S，CHAU P Y K，et al. Dynamics between the trust transfer process and intention to use mobile payment services: a cross-environment perspective [J]. Information and management, 2011, 48 (8): 393-403.

[170] KARAHANNA E, STRAUB D W, CHERVANY N L. Information technology adoption across time: a cross-sectional comparison of pre-adoption and post-adoption beliefs [J]. MIS quarterly: management information systems, 1999, 23 (2): 183-213.

[171] GOH J M, GAO G G, AGARWAL R. The creation of social value: can an online health community reduce rural-urban health disparities? [J]. MIS quarterly: management information systems, 2016, 40 (1): 247-263.

[172] WU H, DENG Z, WANG B, et al. Online service qualities in the multistage process and patients' compliments: a transaction cycle perspective [J]. Information and management, 2020, 57 (5): 103230.

[173] ZHOU T. Understanding users' initial trust in mobile banking: an elaboration likelihood perspective [J]. Computers in human behavior, 2012, 28 (4): 1518-1525.

[174] ZHOU T, LU Y, WANG B. Examining online consumers' initial trust building from an elaboration likelihood model perspective [J]. Information systems frontiers, 2016, 18 (2): 265-275.

[175] HO S Y, BODOFF D. The effects of web personalization on user attitude and behavior: an integration of the elaboration likelihood model and consumer search theory [J]. MIS quarterly: management information systems, 2014, 38 (2): 497-520.

[176] AHARONY L, STRASSER S. Patient satisfaction: what we know about and what we still need to explore [J]. Medical care review, 1993, 50 (1): 49-79.

[177] FASSNACHT M, KOESE I. Quality of electronic services: conceptualizing and testing a hierarchical model [J]. Journal of service research, 2006, 9

(1): 19-37.

[178] YAN L, TAN Y. Feeling blue? Go online: an empirical study of social support among patients [J]. Information systems research, 2014, 25 (4): 690-709.

[179] CYR D, HEAD M, LIM E, et al. Using the elaboration likelihood model to examine online persuasion through website design [J]. Information and management, 2018, 55 (7): 807-821.

[180] BRADY M K, CRONIN J J. Some new thoughts on conceptualizing perceived service quality: a hierarchical approach [J]. Journal of marketing, 2001, 65 (3): 34-49.

[181] DAGGER T S, SWEENEY J C, JOHNSON L W. A hierarchical model of health service quality: scale development and investigation of an integrated model [J]. Journal of service research, 2007, 10 (2): 123-142.

[182] HENNIN-THURAU T, GWINNER K P, WALSH G, et al. Electronic word-of-mouth via consumer-opinion platforms: what motivates consumers to articulate themselves on the Internet? [J]. Journal of interactive marketing, 2004, 18 (1): 38-52.

[183] BELDAD A, DE JONG M, STEEHOUDER M. How shall I trust the faceless and the intangible? A literature review on the antecedents of online trust [J]. Computers in human behavior, 2010, 26 (5): 857-869.

[184] BI S, LIU Z, USMAN K. The influence of online information on investing decisions of reward-based crowdfunding [J]. Journal of business research, 2017, 71: 10-18.

[185] CHATTERJEE P. Online reviews: do consumers use them? [J]. Advances in consumer research, 2001, 28: 129-134.

[186] LIU D, TONG C, LIU Y, et al. Examining the adoption and continuous usage of context-aware services: an empirical study on the use of an in-

telligent tourist guide [J]. Information development, 2016, 32 (3): 608-621.

[187] YANG H, DU H S, HE W, et al. Understanding the motivators affecting doctors' contributions in online healthcare communities: professional status as a moderator [J]. Behaviour and information technology, 2019: 1-15.

[188] ZHANG T, YAN X, WANG W Y C, et al. Unveiling physicians' personal branding strategies in online healthcare service platforms [J]. Technological forecasting and social change, 2021, 171: 120964.

[189] FENG B, LI X, LIN L. Valenced social identities and the digital divide in online health communities [J]. Computers in human behavior, 2021, 122: 106812.

[190] LI X, PO-AN HSIEH J J, RAI A. Motivational differences across post-acceptance information system usage behaviors: an investigation in the business intelligence systems context [J]. Information systems pesearch, 2013, 24 (3): 659-682.

[191] ATANASOVA S, KAMIN T, PETRIC G. The benefits and challenges of online professional-patient interaction: comparing views between users and health professional moderators in an online health community [J]. Computers in human behavior, 2018, 83: 106-118.

[192] DONABEDIAN A. Evaluating the quality of medical care [J]. The milbank quarterly, 2005, 83 (4): 691.

[193] TAN H, YAN M. Physician-user interaction and users' perceived service quality: evidence from Chinese mobile healthcare consultation [J]. Information technology and people, 2020, 33 (5): 1403-1426.

[194] ANDERSON E W, SULLIVAN M W. The antecedents and consequences of customer satisfaction for firms [J]. Marketing science, 1993, 12 (2): 125-143.

[195] BA S, JOHANSSAON W C. An exploratory study of the impact of e-

service process on online customer satisfaction [J]. Production and operations management, 2008, 17 (1): 107-119.

[196] BRYANT B E, CHA J. Crossing the threshold [J]. Marketing research, 1996, 8 (4): 20.

[197] LI J, TANG J, YEN D C, et al. Disease risk and its moderating effect on the e-consultation market offline and online signals [J]. Information technology and people, 2019, 32 (4): 1065-1084.

[198] BROWN S W, SWARTZ T A. A gap analysis of professional service quality [J]. Journal of marketing, 1989, 53 (2): 92.

[199] KANT R, JAISWAL D. The impact of perceived service quality dimensions on customer satisfaction: an empirical study on public sector banks in India [J]. International journal of bank marketing, 2017, 35 (3): 411-430.

[200] OLORUNNIWO F, HSU M K, UDO G J. Service quality, customer satisfaction, and behavioral intentions in the service factory [J]. Journal of services marketing, 2006, 20 (1): 59-72.

[201] ZHOU T, LU Y, WANG B. The relative importance of website design quality and service quality in determining consumers' online repurchase behavior [J]. Information systems management, 2009, 26 (4): 327-337.

[202] ANDERSON E W. Customer satisfaction and word of mouth [J]. Journal of service research, 1998, 1 (1): 5-17.

[203] HUANG E. Online experiences and virtual goods purchase intention [J]. Internet research, 2012, 22 (3): 252-274.

[204] ENGLER T H, WINTER P, Schulz M. Understanding online product ratings: a customer satisfaction model [J]. Journal of retailing and consumer services, 2015, 27: 113-120.

[205] HO Y C C, WU J, TAN Y. Disconfirmation effect on online rating behavior: a structural model [J]. Information systems research, 2017, 28 (3):

626-642.

[206] LYUBOMIRSKY S, SOUSA L, DICKERHOOF R. The costs and benefits of writing, talking, and thinking about life's triumphs and defeats [J]. Journal of Personality and social psychology, 2006, 90 (4): 692-708.

[207] YI Y. A critical review of consumer satisfaction [J]. Review of marketing, 1990, 4 (1): 68-123.

[208] LI H, XIE K L, ZHANG Z. The effects of consumer experience and disconfirmation on the timing of online review: field evidence from the restaurant business [J]. International journal of Hospitality management, 2020, 84: 102344.

[209] WESTBROOK R A. Product/consumption-based affective responses and postpurchase processes [J]. Journal of marketing research, 1987, 24 (3): 258.

[210] QAZI A, TAMJLDYAMCHOLO A, RAJ R G, et al. Assessing consumers' satisfaction and expectations through online opinions: expectation and disconfirmation approach [J]. Computers in human behavior, 2017, 75: 450-460.

[211] LEE J, KIM Y K. Online reviews of restaurants: expectation-confirmation theory [J]. Journal of quality assurance in hospitality and tourism, 2020, 21 (5): 582-599.

[212] MOE W W, TRUSOV M, SMITH R H. The value of social dynamics in online product ratings forums [J]. Journal of marketing research, 2011, 48 (3): 444-456.

[213] YIN D, MITRA S, ZHANG H. When do consumers value positive vs. negative reviews? An empirical investigation of confirmation bias in online word of mouth [J]. Information systems research, 2016, 27 (1): 131-144.

[214] REN G, HONG T. Examining the relationship between specific negative emotions and the perceived helpfulness of online reviews [J]. Information

processing and management, 2019, 56 (4): 1425-1438.

[215] GUO J, WANG X, WU Y. Positive emotion bias: role of emotional content from online customer reviews in purchase decisions [J]. Journal of retailing and consumer services, 2020, 52: 101891.

[216] LI X, WU C, MAI F. The effect of online reviews on product sales: a joint sentiment-topic analysis [J]. Information and management, 2019, 56 (2): 172-184.

[217] PATEL V, VAIDYA R, NAIK D, et al. Irrational drug use in India: a prescription survey from Goa [J]. Journal of postgraduate Medicine, 2005, 51 (1): 9-12.

[218] LUO P, CHEN K, WU C, et al. Exploring the social influence of multichannel access in an online health community [J]. Journal of the association for information science and technology, 2018, 69 (1): 98-109.

[219] ZIEBLAND S, CHAPPLE A, DUMELOW C, et al. How the internet affects patients' experience of cancer: a qualitative study [J]. British medical journal, 2004, 328 (7439): 564-567.

[220] LI J, TANG J, JIANG L, et al. Economic success of physicians in the online consultation market: a signaling theory perspective [J]. International journal of electronic commerce, 2019, 23 (2): 244-271.

[221] BERITELLIP, BIEGER T, LAESSER C. The impact of the internet on information sources portfolios: insight from a mature market [J]. Journal of travel and tourism marketing, 2007, 22 (1): 63-80.

[222] JANG S, PRASAD A, RATCHFORD B T. Consumer search of multiple information sources and its impact on consumer price satisfaction [J]. Journal of interactive marketing, 2017, 40: 24-40.

[223] KIM J S, RATCHFORD T B. Consumer choice and use of multiple information sources for automobile purchases [J]. International journal of electronic

Commerce, 2012, 16 (3): 7-40.

[224] GUO X, GUO S, VOGEL D, et al. Online healthcare community interaction dynamics [J]. Journal of management science and engineering, 2016, 1 (1): 58-74.

[225] WU H, LU N. Service provision, pricing, and patient satisfaction in online health communities [J]. International journal of medical informatics, 2018, 110: 77-89.

[226] LI J, DENG Z, EVANS R D, et al. How doctors take initiatives in online healthcare communities [J]. Industrial management and data systems, 2020, 120 (7): 1401-1420.

[227] SILLENCE E, BRIGGS P, HARRIS P R, et al. How do patients evaluate and make use of online health information? [J]. Social science and medicine, 2007, 64 (9): 1853-1862.

[228] GOOLSBEE A, CHEVALIER J A. Measuring prices and price competition online: amazon and barnes and noble [J]. SSRN electronic journal, 2005, 1 (2): 203-222.

[229] SENECAL S, NANTEL J. The influence of online product recommendations on consumers' online choices [J]. Journal of retailing, 2004, 80 (2): 159-169.

[230] CHEN J, TENG L, YU Y, et al. The effect of online information sources on purchase intentions between consumers with high and low susceptibility to informational influence [J]. Journal of business research, 2016, 69 (2): 467-475.

索 引

后　记

　　在线医疗社区一直是管理学和信息系统领域的研究热点。在在线决策过程中，用户参与与在线医疗社区的用户转化率和服务利用率密切相关，对缓解医疗资源短缺和分布不均等现状具有重要意义。正是由于在线医疗社区的用户转化率和服务利用率如此重要，本书通过分析在线决策过程不同阶段的患者参与及其影响因素解决在线医疗社区面临的现状问题。

　　本书通过对在线医疗社区、个体在线决策过程和网站转化率相关研究进行梳理，找出现有研究的缺陷，以在线医疗社区患者决策过程为研究对象，分别以用户和问题为中心，研究患者决策过程中的信息采纳行为、服务采纳行为和评论撰写行为，以及在线医疗社区转化率及其影响因素。基于双重加工理论、信息采纳模型、期望-失验理论和服务质量理论，本书构建相关研究模型并提出假设，而且通过中国在线医疗社区的客观数据检验上述模型和假设。首先，本书提出了一个扩展的信息采纳模型，探究论证质量——医生的态度确定性、来源可靠性——线上资历和线下资历、个人动机——疾病严重性对患者健康信息采纳影响的交互作用。其次，本书建立了一个两阶段模型，分析医生的服务质量和电子口碑对患者初始采纳服务与后采纳服务的影响，以及其给患者所处采纳阶段带来的差异性。再次，本书从期望-失验的角度，分析服务质量的感知与失验对患者评论撰写行为的影响，以及疾病严重性的调节作用。最后，本书提出在线医疗社区转化率的概念，按照来源进行划分并分析在线健康信息对转化率的影响。

　　尽管本书的研究取得了一些成果，但是在研究过程中也遇到了一些困惑，主要表现为：首先，在理论分析中，患者的一些特征（如患者年龄、性别、所在地、过去治疗情况等）会影响其参与行为，但是因为互联网医疗平台对患者隐私的保护，无法通过网络爬虫方法获取该数据，所以在实证研究中无法检验患者特征对其参与的作用机制；其次，尽管本书基于多维服务质量模型检验服务质量对患者参与的影响，但是由于研究均是基于单个互联网医疗平台的客观数据，无法检验平台异质性对患者参与的作用机制。这些困惑也促使笔者应该在已有研究的基础上进行更深入的挖掘，因此希望通过未来的新项目、新研究进一步探讨和解释困惑，推动在线医疗社区患者决策过程及其影响因素的深入研究。

　　本书为笔者博士期间的主要研究成果，在研究过程中得到了北京科技大学闫相斌教授团队的指导和支持。首先，在此衷心感谢闫相斌教授，正是闫相斌教授宽厚仁爱的胸怀、渊博精深的学识和严谨儒雅的学者风范深深影响着笔者的为人处世，使笔者受益终身。其次，特别感谢金家华副教授在学术和生活上对笔者的谆谆教诲与悉心关怀，其勇于创新的求索精神、严谨勤勉的治学态度和忘我的工作作风都深深地影响了笔者。本书的研究与出版也得到了国家自然科学基金委和教育部人文社科司的资助，在此感谢国家自然科学基金委和教育部人文社科司的鼎力资助。最后，感谢中国经济出版社的张利影编辑，是她的细致、认真、负责，使本书的质量得以保证！谨以此专著献给一直致力于电子健康研究的同行，献给在实践领域不断付出的工作者！

　　需要说明的是，虽然笔者本着认真、严谨的态度多次对书稿进行了校对，但由于时间与水平的限制，仍然避免不了一些细节不当之处，在此笔者诚挚地欢迎读者帮助发现问题并给予反馈。最后，衷心祝愿读者能够通过此专著对电子健康，尤其是互联网医疗平台，有更加深刻的认识，也祝愿并相信此专著的出版能够为互联网医疗平台的研究和实践做出贡献。

西北大学　陈　琴

资助项目名称

1. 西北大学"双一流"建设项目资助。

2. 教育部人文社科青年基金项目"在线医疗社区中服务属性对患者决策过程的作用机制研究"（项目编号：23YJC630012）。

3. 陕西省自然科学基础研究计划青年项目"在线医疗社区中服务属性对患者决策过程的影响机制研究"（项目编号：2024JC-YBQN-0756）。

4. 国家杰出青年科学基金项目"在线社会网络的用户关系与行为"（项目编号：72025101）。

5. 国家自然科学基金面上项目"质量视角下在线健康社区信息治理与用户行为管理研究"（项目编号：72371024）。